U0345510

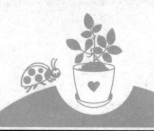

用十二时辰养生法调整身心

上班族的养生经

人体自有大药，你的健康完全可以自己做主

李志敏◎编著

天津出版传媒集团

天津科学技术出版社

图书在版编目（CIP）数据

上班族的养生经 / 李志敏著. -- 天津 ： 天津科学
技术出版社，2016.12
　　ISBN 978-7-5576-1979-4

　　Ⅰ. ①上… Ⅱ. ①李… Ⅲ. ①养生(中医) Ⅳ.
①R212

中国版本图书馆CIP数据核字(2016)第269741号

责任编辑：方　艳　张建锋

天津出版传媒集团

津 天津科学技术出版社出版

出版人：蔡　颢
天津市西康路35号　　邮编：300051
电话（022）23332695（编辑部）
网址：www.tjkjcbs.com.cn
新华书店经销
北京毅峰迅捷印刷有限公司印刷

开本 670×950　　1/16　　印张15　　字数 188 000
2016年12月第1版第1次印刷
定价：36.00元

生活在大都市里的上班族，每天行色匆匆地赶着上下班，每个人都在为自己的生活而努力。因为只有这样，才有可能一步步迈向人生和事业的巅峰。或许我们都在渴望和追求事业上的成功、家庭的幸福以及和谐的人际关系，然而，在这一切还没有实现的时候，亚健康、疾病就像恶魔一样缠上了我们……

在竞争激烈的现代社会，想要获得成功并不是那么容易的事，我们所要付出的代价不仅仅是努力，还有身体的健康。很多人虽然明白这一点，但依旧是义无反顾地拼命工作，生怕一停下来就跟不上别人的脚步。也只有在生病的时候，在身体支撑不住的时候，才会被动地停下来歇一歇。

更可悲的是，我们只关注疾病本身，我们所做的一切努力都是为了解决这个已经成形的"结果"，我们总是在抱怨为什么会生病，并且希望疾病能快些离开。其实，任何疾病的形成和加重都需要一个长期的过程，为什么我们只关注这个结果，而不去反思引发疾病的真正原因和形成的过程呢？

中医讲究"治未病"，也就是"未病先防"。如何"防"？中医有一个词叫"因天之序"，也就是说要因循"天"自身的运动顺序来养生，概括来说就是生发、生长、收敛、收藏。顺应这个顺序，我们就会安然无恙；如果违背了这个顺序，就会百病缠身。这种变化叫作四季节律。后来，中医将这种规律细分，应用到每一天，就是日节律。一天之序始于寅，终于丑；经气之序起于肺，终于肝，这就是十二时辰养生法。

上班族之所以会出现种种的健康问题，大都是因为没有遵循这个规律，以致受到风、寒、湿、燥等六淫的侵袭；再加上平时工作中过分的喜、怒、哀、乐等不良情绪，很容易使身体的各个脏腑功能下降或亢奋，影响脏腑正常的工作；另外，一些不良的习惯，如暴饮暴食，使脾胃受损、中焦运化失常等。所有这些因素加在一起，人体内的大环境就会发生改变；一旦人体系统失去平衡，疾病就会缠上身。

那么，上班族存在哪些健康问题呢？又该如何解决这些问题呢？或许你正在为自己的健康问题而一筹莫展，不要紧，如果你感觉束手无策，就请翻开这本《上班族的养生经》吧，本书将会给你详细的解答。

与其他关于上班族健康的书籍不同的是，本书结合了传统中医十二时辰的养生知识，全书以子、丑、寅、卯、辰、巳、午、未、申、酉、戌、亥为时间主线，虽只分为九个部分，实则基

本概括了上班族一天24小时的养生知识，可以说是传统中医养生与现代养生理念相结合的权威著述。书中囊括了上班族衣、食、住、行各个方面的养生常识，可以说，一书在手，健康无忧！

当然，也许有人会说，道理我都明白，就是做起来很难坚持。的确，坚持是一件困难的事情，但是，有时候个人的生活方式会对社会的生活方式起到引领作用。如今的上班族越来越重视健康养生，你并不是一个人在坚持，当身边的人都在积极地追求健康生活方式的时候，相信你也一样可以！

最后，我要说明的一点是，养生是需要长期坚持的一件事，任何一时的兴起或是三天打鱼，两天晒网都不会有效果。上班族只有把养生当成习惯，践行到生活里的每一件小事中去，健康才会常伴左右！希望本书能帮你找回健康的自己！

目录 CONTENTS

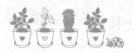

第三章 巳时工作：把握一天精神倍佳时

第四章　午时休息，莫让片刻的时光流逝

第五章　未时困顿，想打盹就来杯下午茶

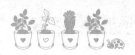

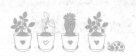

第八章　戌时运动，健身让你远离亚健康

第九章　亥子丑寅，遵守睡眠的养生大法

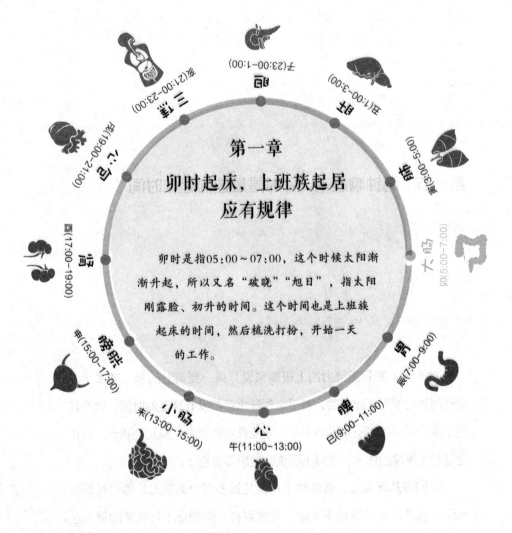

子(23:00-1:00)

丑(1:00-3:00)

寅(3:00-5:00)

卯(5:00-7:00)
大肠

辰(7:00-9:00)
胃

巳(9:00-11:00)
脾

午(11:00-13:00)
心

未(13:00-15:00)
小肠

申(15:00-17:00)
膀胱

酉(17:00-19:00)
肾

戌(19:00-21:00)
心包

亥(21:00-23:00)
三焦

第一章
卯时起床，上班族起居
应有规律

卯时是指05:00～07:00，这个时候太阳渐渐升起，所以又名"破晓""旭日"，指太阳刚露脸、初升的时间。这个时间也是上班族起床的时间，然后梳洗打扮，开始一天的工作。

第一节　闹钟响起来，卯时是最佳的起床时间

最美的事儿，就是每天睡到自然醒

　　对于为了梦想而努力的上班族来说，周一到周五的早上基本上都是在闹钟的催促下起床的，似乎工作日永远都没有睡足的时候，唯有在周末或节假日才能一觉睡到中午，才能真正地体会到睡足的感觉。也正是这种不规律的作息，使得上班族的健康每况愈下。

　　我们常开玩笑说，最好的工作就是钱多事少离家近，睡觉睡到自然醒。这种工作可遇而不可求，但睡到自然醒却是不可或缺的健康法则。当你有了足够的睡眠，身心得到了充分的休息，就不会再依赖闹钟起床，时间到了自然就会醒来，而且醒来后精神百倍、神清气爽，最好的状态莫过于此。

　　虽然人人都渴望睡到自然醒，但对现代的上班族来说，要做到这一点实在是一件不容易的事情。很多上班族已经习惯了每天只睡四五个小时，甚至更短的时间，不是熬夜工作，就是"越夜越美丽"，到酒吧尽情玩乐。还有一部分人深受失眠的困扰，就算早早躺下，也始终进入不了梦乡。如果不改掉这些坏习惯，想要睡到自然醒是不可能的。

　　所以，要想早上自然醒，就必须保证充足的睡眠时间。一两天没睡好，你可以通过补觉来恢复体力；如果长期睡眠不足，人体生物钟被打乱，就很难改变过来了。从养生的角度来讲，每天睡足7～8个小时是最理想的状态。当然，有些人睡了10个小时，还是没办法自然醒，这很可能是你的生理情况和睡眠环境出问题了。真正睡到自然醒，其实是受很多因素影响的。

　　首先，要有良好的睡眠环境，包括新鲜的空气、干净舒适的被褥和寝具、没有电磁波和光线的干扰等，也就是能让你睡得舒服的好环境。

　　其次，各种激素的制造、分泌正常，平衡与协调。因为脑下垂体分泌的生长激素、松果体分泌的褪黑激素、甲状腺素、肾上腺素、胰脏分泌的胰岛素等，都会影响我们体内的生物钟、睡眠、清醒、机警等状态。

　　最后，要营养充足，神经鞘健康、紧致，对外不会乱放电，神经内部的传导也有效、迅速、精准。否则杂讯太多，就容易影响自身的情绪或造成酸、痛、麻等神经不适，不容易有好的睡眠状态，也很难睡到自然醒。

　　由此可见，要睡到自然醒，说来简单，其实学问很大，牵涉的因素也很复杂，可以说牵一发而动全身。那么，如何实现睡到自然醒呢？

　　其实，解决的办法和思路也很简单，除了注意以上三个方面，就是要让自己回归到最本真的生活状态，让身体恢复到最熟悉的节奏。简而言之，就是尽量早睡，遵循"日出而作，日落而息"的自然规律。虽然，这看起来有些不太实际，你会说上班族哪有这样规律的时间，但是，这确实是早上快速醒来的有效方法。

你即使做不到早早入睡，也至少应该遵循中医的"子午流注"养生理论。我们知道，一天中的十二个时辰与人体的十二条经络是相对应的，卯时（5:00～7:00）走的是大肠经。如果能配合"子午流注"，养成21:00～22:00睡觉（最晚23:00入睡）、早上卯时起床的习惯，让身体各个脏器的机能保持在最好的状况，久而久之，就能睡到卯时自然醒了。

上班族按时起床，生物钟更规律

按时起床对于大多数上班族来说是一件痛苦的事情，有的人闹钟已经响了N遍还不想起床，等到懒洋洋地爬起来时才发觉上班已经迟到了。当然，也不乏勤快的上班族，他们利用早晨的有限时间做了很多有益的事，比如锻炼身体，吃一顿热腾腾的早餐，然后轻轻松松地去上班。

每天早晨按时起床是必然的一件事，因为上班族的上班时间基本上是朝九晚六，同时按时起床对健康也是非常重要的。很多上班族想尽一切办法要挤进早起的行列，都在努力尝试完成这项枯燥无味的任务，试图从"夜猫党"变成按时起床的人。

我的原则是：夜晚是用来休息的，白天是用来工作的，早晨是用来祈祷、创造和保持健康的，在正确的时间做正确的事情是非常重要的。这样做就能让我按时起床了吗？你可能会说没有这么简单。的确如此，不过我恰恰属于那少部分在早上就能完成50%工作的人，而这时候想必大部分人还在床上翻来覆去地揉搓着惺忪的睡眼呢。

　　一个人能够定时醒来，说明他的生物钟运转良好。专司入睡和觉醒的生物钟被称为"醒觉钟"或"头部时钟"，而定时觉醒可保证它的正常运转。因此，只要你养成了按时起床的习惯，你的生物钟就会变得非常有规律。

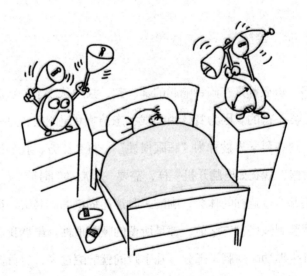

　　不过，如果醒后仍然赖在床上不起，生物钟就会被扰乱。因为睡够了以后，生物钟认为，使大脑活跃所需的深层睡眠时间已经足够，即使继续睡，睡眠水平也只是停留在大脑不活动状态。从睡眠的深浅程度来讲，属于浅睡阶段。

　　赖床是睡眠不守时的一种表现，最大的危害就是会造成生物钟的紊乱。生物钟提示你醒来，你就应该不要再睡了，如果不听它的"指示"，依旧赖在床上，那么生物钟的起点就要往后推。如果不做调整，你的睡觉时间也会相应地往后移，形成恶性循环。

上班族按自己的生物钟工作和生活是最健康的方式。因此，我们应当了解自己的生物节律，并扬长避短，充分利用生物节律的高潮期，从而取得理想的工作成绩。在低潮期适当调整安排自己的生活，以提高适应能力，减少生物节律的不良影响，并通过按时起床来保持规律的生物钟。

闹钟响起时，赖床三分钟有益健康

很多上班族都是在闹钟响起的那一刻，猛地从床上一跃而起，这种做法是要不得的。因为身体由睡眠状态调整到觉醒模式是一个缓慢的过程，这在科学界被称为"睡眠惯性"。打个比方，我们的身体在醒来的时候，就犹如电脑开机一样，需要一段启动的时间。

我们都有过这样的体会，刚醒来时迷迷糊糊的。其实，在你完全清醒并调整到最佳状态之前，都是所谓的睡眠惯性。虽然我们大脑里负责基础生理功能的脑干部分，几乎瞬间就能醒过来，但负责决策和控制肢体的大脑前额叶皮层，却需要被慢慢唤醒。有时候，我们会把衣服穿反，就是这个原因。

另外，上班族大都是脑力劳动者，每天都要进行大量的脑力劳动。因此，脑神经就变得非常脆弱，发生心脑血管疾病的概率也就非常高。有研究证明，清晨是发生心脑血管病的"危险时刻"，而最危险的时刻是刚醒的一刹那。

　　人在睡眠时，大脑皮质处于抑制状态，各项生理功能维持着"低速运转"，这时人体的代谢降低、心跳减慢、血压下降，部分血液积于四肢。当我们早晨一觉醒来时，呼吸、心跳、血压、肌张力等在大脑由抑制转为兴奋的刹那间要迅速恢复"常速运转"，会导致交感神经与肾上腺兴奋，引起心跳加快、血管收缩、血压上升。

　　我们的身体经过一夜的代谢，尿液会带走身体的水分，导致血液变稠、血流缓慢、循环阻力增大、心脏供血不足。所以，醒后立即下床，对本已负担过重的心脏来说，无疑是雪上加霜，最容易诱发心脑血管等疾病，甚至猝死。

　　因此，上班族早晨醒来的第一件事不是猛地坐起，而是赖床三分钟。最好采用仰卧姿势，进行心前区和脑部的自我按摩，深呼吸、打哈欠、伸懒腰、活动四肢，然后慢慢地坐起，稍过片刻，再缓缓地下床、穿衣，使刚从睡梦中醒来的身体功能逐步适应日常活动。

　　另外，还有种说法是醒来之后，在床上躺半分钟，坐起之后停留半分钟。然后，双腿垂下床沿半分钟。最后，再站起来行走。这就是国际上流行的"三个半分钟养生法"。其实，不管是三分钟，还是三个半分钟，觉醒后赖床片刻都是值得上班族学习的养生方法。

醒后乏力，中医告诉你如何调理

　　我们知道，睡眠质量的好坏是因人而异的。上班族早上醒来，有的人感觉浑身轻松，精力充沛；有的人感觉全身没有力气，肌肉酸懒，比睡觉前更加疲倦；而有的人睡觉醒了之后思维很清醒，可是四肢却不能动弹，要过很长时间才能够好转。

对于最后这种现象，中医称之为梦魇，是指睡梦中惊叫或幻觉有重物压身，不能动弹，欲呼不出，恐惧万分，胸闷如窒息状，是一种常见的临床症状。它的发生与体质虚弱、疲劳过度、贫血、血压偏低以及抑郁、生气、发怒等情志因素有关。

本来养好精神、消除困顿最好的办法就是睡觉，可偏偏大多数上班族的情况却相反，不管怎么睡，睡醒后依旧是全身无力，感觉跟没睡似的。为什么会出现这种越睡越困、醒后全身无力的状况呢？如何来解决这一系列的睡眠问题呢？中医解决的办法是从气、血两个方面入手。

首先，中医认为，肝主疏泄和藏血，肝的疏泄功能具有调畅情志的作用。当我们在休息或睡眠时，各脏器对血液的需求量减少，血液归藏于肝。一旦身体活动起来，血液需求量增加，肝就排出其储藏的血液，以供生命活动的需要。所以，肝藏血功能失常，就会影响机体正常的活动（比如乏力）并出现各种病症。

其次，脾主运化，为生血之源，脾脏将吃进去的水谷精微与津液运送至全身。脾气由于具有"主升"特点，因此可以将这些物质上输于肺，再通过心肺的作用把气血营养布散至全身各处。脾气健运，则升清正常，气血化生有源，全身营养充盈；如果脾气虚，则不能升清，以致头部失养，从而出现头晕、目眩的症状，周身失养就会倦怠乏力。

最后，肾藏精，肾中的精气，一是促进机体的生长、发育与生殖，二是促进脏腑的功能活动，它是人体生命活动的根本。肾中精气既有对各脏腑组织起寒凉、滋润、濡养等作用的肾阴之气，亦有对各脏腑组织起温煦、推动、气化等作用的肾阳之气。两者相互依存、相互制约，共同维系着肾及全身阴阳的协调平和。如果肾阴阳失调，我们就会出现眩晕、耳鸣、腰膝酸软等肾阴虚证，亦可出现神疲乏力、形寒肢冷、腰膝冷痛等肾阳虚证。

所以，从这几个方面进行调理，当全身的气血通畅了，醒后乏力的症状自然就会消失。

比如，上班时过度疲劳、晚上熬夜、睡眠质量不好或睡眠不足都会导致肝脾肾三脏功能的紊乱，使脏腑得不到充分的休息，从而导致早上起床四肢乏力、头晕。

正是这些原因，让你睡醒后全身无力。如果你是经常性的睡醒后全身无力，就说明健康已经出现了大问题。此时，按时作息、减轻压力、注意休息就显得非常重要了。建议你最好去看一下医生，让医生给你制订一个适合自己的养生方案。

醒后随手来根烟，真的要不得

有些烟瘾大的上班族喜欢早晨睡醒后抽一支烟，以此来唤醒自己。对此，可能不同的人有不同的看法，但从养生的角度来说，这是不可取的。美国一项最新调查显示，这种"起床烟"会显著增加患肺癌及口腔癌的风险。即便要吸烟，也最好换一个时间。

美国宾夕法尼亚州立医学院的研究人员在美国《癌症》杂志网络版上撰文分析说，吸烟时间与罹患癌症风险大小之间可能存在关联，清晨起床吸烟要比其他时间吸入更多的尼古丁以及其他烟草毒素，更容易使人上瘾，产生更强的尼古丁依赖性。

研究人员通过对4775名肺癌患者与2835名未得癌症的烟民进行分析发现，与起床1小时后吸烟相比，起床后31分钟至1小时内吸烟罹患肺癌的概率要高31%；而起床后半小时内吸烟罹患肺癌的概率则高出79%。

在另一项研究中，研究人员对1055名患头颈癌的吸烟者与795名没有患这类癌症的吸烟者进行分析，结果显示，与起床1小时后吸烟相比，起床后31分钟至1小时内吸烟罹患头颈癌的概率要高出42%；在起床后半小时内吸烟罹患头颈癌的概率则高出59%。

这两项研究数据告诉我们，如果你在早上醒后立即吸烟，则患肺癌和头颈癌的概率将比不吸烟的人高出很多，这是得不偿失的做法。吸烟本就危害健康，而醒后吸烟犹如雪上加霜，带来的害处是成倍的。

虽然数据不能说明绝对如此，但是只要我们稍微动动脑子，就能明白其中的道理。睡眠中身体的新陈代谢是缓慢的，呼吸、心率和血压都是比较低的，尤其肺部空气交换比较少，血液中二氧化碳的浓度较高。刚起床，在没有开窗户的情况下，室内的有害气体也较多。在身体还没有充分与外界交换体内"废气"的时候，吸烟也就是火上浇油了。

所以，我建议，即便上班族不能戒除烟瘾，从健康的角度考虑，也最好不要在早晨起床后立即吸烟，起码要等1小时后再吸，以减少尼古丁对人体的伤害。很多时候，这样一个小小的改变，就能给你带来意想不到的效果。

醒后别忙着开窗，换气也讲究时机

上班族大多是白天在公司上班，晚上才回到家里。所以，不少人有这样一个习惯，早晨起来后第一件事就是把窗户打开，以便晚上回来的时候室内的空气变得清新。其实，这种做法并不是你想象中的那么科学。

清晨起床之后，开窗换气，把一晚的"废气"兑换掉看起来很科学，感觉上也是很舒适惬意的事情。但专家表示，对居住在城市中的上班族来说，这种做法并不可取。

地球上每天有500万吨的二氧化碳及有害气体排入到大气层中。根据专业部门的监测，每天7:00和19:00是空气污染最严重的时候。而空气的新鲜与否，则完全取决于空气污染的轻重。都市空气污染的主要来源是烟尘、尾气、供暖期排放的烟气和植物夜间排出的二氧化碳等。清晨正好是空气污染的顶峰时期，在这时开窗换气，显然对人体不利。

那么，什么时候是开窗换气的最佳时间呢？专家给出的答案是9:00～10:00，或是14:00～16:00。因为这两个时间段内气温已经逐渐升高，逆温层现象也已经消失，沉积在大气低层的有害气体已经散去，不会危害人体健康。

有条件的话，可以在家里准备一个监测PM2.5的设备，选择在PM2.5浓度比较低的时间开窗。如果离城市道路比较近的话，就最好避免在早高峰和晚高峰的时间段开窗，这是因为此时路上拥堵，汽车尾气会导致空气质量不佳。

当然，如果遇到非常严重的雾霾，就应该尽量少开窗，甚至不开窗。有条件的家庭可以选择具有与室外空气交换流通功能的空气净化器。

另外，如果想让室内空气更新鲜，还可以在窗前栽种一些绿色植物。绿色植物能很好地过滤掉一些不良的空气，让早晨的呼吸更清新畅快。如茉莉花、丁香花、金银花分泌出来的杀菌素能够杀死空气中的某些细菌，抑制结核、痢疾病原体和伤寒病菌的滋生，使室内空气清洁卫生。

第二节 卯时大肠经当令，是排除毒素的好时刻

卯时大肠经值班，养生重在排毒素

卯时气血流注于大肠经，此时大肠经旺盛。《素问·灵兰秘典论》认为："大肠者，传导之官，变化出焉。"意思是说大肠把体内的糟粕转化成粪便排出体外，具有传导的功能，这个时候正常排便，对身体是有益的。反之，排不出的大便会变成宿便，使毒素停留在体内。

这里的"传导之官"，我们形象地称之为"运输大队长"，这个"大队长"专门运输清理人体内的糟粕——粪便。大肠这种功能也可以理解为"清洁工"的作用，又因大肠经在卯时值班，所以称它为"卯时值班的清洁工"。那么，它又是如何清洁的呢？

我们吃进去的食物，首先通过胃进行初步加工，然后进入小肠进

行消化并升清降浊，水谷精微等营养物质经过脾的运化而布散全身，供养脏腑，食物残渣则下降到大肠。大肠再进行最后一道程序的加工，将残渣中的部分水液吸收。这样经过燥化后的糟粕便成为大便，通过肛门排出体外。

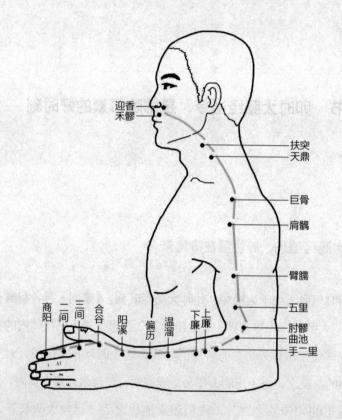

大肠经穴位：大肠经共有20个穴位，其中15个穴位分布于上肢背面的桡侧，5个穴位在肩、颈、面部，首穴为商阳，末穴为迎香。

大肠经循行：大肠经循行起于食指桡侧指甲旁的商阳穴，从手走头，行于上肢外侧的前缘及面前部，止于鼻旁的迎香穴。

在这里，大肠起到运送排泄物的作用，若饮食失调、误食不净食物或其他脏腑失调，就会引发大肠疾病。而与大肠息息相关的大肠经如果出现问题，就容易出现口干舌燥、腹胀腹痛或肠胃炎、盲肠炎、肠功能紊乱、习惯性便秘等症状。所以，上班族最好养成每天早起后排大便的习惯，避免产生宿便。

那么，如何在卯时轻松地排除体内毒素呢？这里我给上班族们介绍5个方法：

（1）呼吸排毒法。每天早上起床后到户外进行大口呼气、大口吸气，把肺里的浊气吐出来，把大自然的新鲜空气吸入肺中，这也叫洗肺法，目的在于排出毒气。

（2）清肠通便法。平时多食用富含膳食纤维的蔬菜和水果。除米面杂粮外，可适量加入豆类、花生等热量较高的食物。另外，常食用绿豆、豆浆、蜂蜜、生姜、绿茶等也可清除体内的毒素。

（3）利尿排毒法。清晨起床喝杯温水，酉时（17:00～19:00）肾经"值班"时喝杯水，清洗膀胱这个"人体马桶"，晚上睡前再喝杯水。一天至少三次空腹饮水，不但能帮助利尿，排出尿毒，还可以濡润大便，有利于第二天大便的排出。

（4）出汗排毒法。早上起床后喝碗热粥，使身体微微出汗，达到通窍排毒的目的；也可以连续小杯喝热茶，直到出微汗即可。

（5）运动排毒法。运动能让人体的气血流通，用自己的血液冲刷血管，排出血毒。因此，上班族如果时间充足，就在起床后做一些室内舒展运动，或者在小区里慢跑几圈。

这几个方法都能很好地帮助上班族排除积留在体内一晚上的毒素，每个方法做起来都不难，只要肯花费一些时间，就能健康无毒一身轻。

卯时是最"方便"的时候

中医认为，卯时，地户要开，也就是肛门要开。所以，排便是人体正常的一种生理现象，是人体气机的一种自然走势。这个时候上班族应该正常地排便，把积蓄了整个晚上的垃圾毒素排出来。

如前面所说，大肠是传导之官。"传导"即传化和疏导的意思。大肠的主要功能表现在主传化糟粕和主津。主传化糟粕是指大肠上接小肠，接受小肠食物残渣，吸收其中多余的水分，使食物残渣形成粪便。大肠之气的运动，将粪便传送至大肠末端，并经肛门有节制地排出体外。大肠主津，意指大肠吸收水分，参与调节体内水分代谢的功能。

不过，要想顺利地排便，还要养好肺气。中医认为，肺与大肠相表里，肺气足才能正常排出粪便。肺属阴主内，大肠属阳主外。所以，中医在诊病的时候，经常会问患者大便怎么样。排出的大便特别细，排便不痛快，就说明心肺功能不好，这就叫肺与大肠相表里。心肺功能好，大便功能就好，排出就会畅快。进一步说，心肺功能不好的时候，吃泻药治疗便秘是错误的，它会消耗人体的元气，不但不能治好便秘，反而会加重病情，补肺才是正道。

卯时按时排便非常重要，这是保养大肠的最好方法。中医认为，便秘是百病之源，短时间的便秘是肠道健康亮起红灯的警讯，长期便秘则是肠道健康的无形杀手。上班族如果患有习惯性便秘，体内有害物质不能排出，就会出现腹胀、口臭、食欲减退等身体症状，还会使身体发胖、皮肤老化，引发肛裂、痔疮、直肠溃疡等疾病。不过，不用紧张，可以通过按摩大肠经穴，使经气通畅，保证大肠功能正常，就能摆脱便秘的困扰。

上班族在卯时可以做做健身操，运动能对大肠经产生良好的刺激。肺经与大肠经分别循行于前臂桡侧的内外侧，可以用一只手搓摩另一只手的手臂，着重按摩手臂的前缘以及大肠经循行的面部和颈部穴位，以促进经脉气血循环，更有利于毒素的排出。

另外，还应注意大便的形状和颜色。一般来说，大便以黄色成形为最佳，大便不成形可能是身体不够健康的警讯。大便太硬或太软，颜色偏红、偏黑、偏棕色，甚至偏绿，带有油脂，都必须特别留意。颜色接近于白色，可能是消化不良；带有鲜红色，表示肛门或直肠处出血；暗红则可能是因为肠道出血；黑色则表明胃部有毛病。

所以，作为上班族不但要在卯时按时进行"方便"，更要注重对出现的问题进行调理，无论是便秘还是大便颜色异常，都要及时进行医治，并在日常生活中注意保养。

早上久坐马桶，肠胃不好需调养

很多上班族一大早醒来，就急着如厕，可是一蹲下来之后，却久久不能起来。很多人虽然被便秘困扰着，但对此并没有足够重视。如果你觉得便秘并没有什么大问题，那你就错了。便秘时粪便长时间积聚在肠道内，不能及时排出，会导致肠壁黏膜发生病变。还会导致毒素被大量吸收，严重地影响身体健康。另外，经常便秘会让人面色灰暗、精神不振，严重的还会出现精神症状，导致肿瘤和心血管疾病的发生。

小刘便是这样一名"马桶久坐族"，作为一名普通的公司职员，由于工作压力大、精神紧张，小刘患有经常性便秘，平时3～5天才排便一次，每天都要长时间地挣扎于马桶之上，而每次排便都让他筋疲力尽。

面对这种情况，小刘选择了各种通便药，初期的确有一定效果，但是长期服用下来，便秘状况越发加重。很多像小刘这样二三十岁的职场人士，由于工作压力大、精神紧张，同时又缺少运动，经常逃不了便秘的困扰，就这样成了"马桶久坐族"。

轻度便秘可以通过多饮水、多食用富含纤维素的食物得到缓解；但重度便秘就复杂得多了。这类情况通常是因为结肠或肛门已经发生基础性病变：一种是结肠乏力，不能将粪便推动；另一种是肛门周围肌群失调，不能协同运动将粪便排出。因此重度便秘的上班族痛苦不堪，常用的通便药可临时帮助排便，但长期使用药物将会破坏肠道黏膜和神经，导致结肠黑变病。

即使你不幸也是一位久坐马桶族，且正在为便秘而苦恼，也不用过于担心，以下方法能很好地帮助你远离便秘。只有养好肠胃，让肠胃正常蠕动，才会增加排便的概率，所以长期便秘的上班族要养成多喝水和多运动的习惯，并做到以下几点：

首先，饮食要有规律，不要借口工作太忙没时间吃饭。到了吃饭的时间，就把手头的工作停一停先去吃饭。如果你的肠胃已经有问题，那就更得小心了。每顿饭不能吃太多，吃七分饱即可。平时在自己办公桌的抽屉里放一点儿零食，最好是麦片、坚果或酸奶营养食物，到了上午10点和下午4点的时候补充一下，这样正餐的时候也不会因为太饿而吃多。

其次，多吃富含维生素C的水果和蔬菜，有助于肠胃的保养。深色蔬菜所含的维生素C较丰富，如青菜、韭菜、菠菜、雪里蕻、青辣椒等；猕猴桃、柑橘、山楂、柚子、枣等水果中的含量也较高。另外，可以多吃一些能促进排便的食物，糙米、全麦面包、燕麦粥都是很好的选择。

长时间蹲厕，易导致痔疮上身

长时间蹲厕是便秘患者的无奈之举，雪上加霜的是，长时间蹲厕还容易引发痔疮。俗话说"十人九痔"，不少上班族都患有不同程度的痔疮。同时，这些上班族还有一个共同的生活习惯，如厕"蹲点"时间很长，有的人是因为便秘，有的人是因为玩手机。

随着人们生活水平的提高，家居装修越来越豪华，卫生间变得越来越有"文化"。不少上班族在卫生间边如厕边读书看报，短则十几分钟，长则半个多小时。更有一些年轻的"电玩族"，如厕也舍不得放下游戏机，结果年纪轻轻就患上了痔疮。

在我国，痔疮发病率占人群总数的60%。饮食有偏辛辣习惯者、久坐久站者、妊娠期妇女等，是痔疮的高发人群。同时，精神压力大、低纤维饮食、不爱运动等也会引发便秘，便秘又会直接导致和加重痔疮。此外，痔疮还常常导致便血和便秘的恶性循环，引起脾胃功能以及整个机体平衡失常，肝、肾、结肠等脏器都有可能受到损伤。

那么，如何才能告别痔疮呢？

1. 如厕时间不要超过5分钟

由如厕时间过长而引起痔疮的人越来越多，有些上班族常常不解地问："坐马桶怎么会坐出痔疮呢？"这是因为，长时间坐在马桶上，会造成腹压持续增加，导致肛门直肠部位静脉血液回流困难，长此以往就容易形成痔疮。

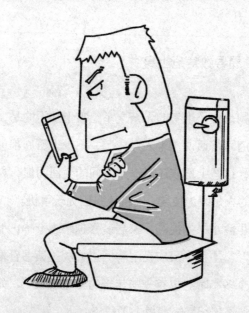

另外，如厕时看书、看报，分散了注意力，人为地延长排便时间，久而久之，易导致便秘。而便秘者大肠中的食物残渣在肠腔内滞留过久，就会使肠内的水分被过量吸收，导致肠腔内津液缺乏，使粪便干燥坚硬，充塞压迫肠壁静脉，也会造成血液回流不畅，形成痔疮。

因此，为了预防痔疮，要缩短如厕时间，最好不超过5分钟。

2. 养成按时排便的习惯

为了预防痔疮，上班族还应养成按时排便的习惯，最好在每天早晨起床后立即如厕，有便意要及时如厕。大便干燥时，可每日清晨饮一杯温开水或蜂蜜水。此外，少食辛辣刺激的食物，多吃新鲜蔬菜、水果及粗杂粮。

3. 日常多做提肛运动

提肛运动对于改善局部血液循环、防治痔疮有很好的效果。提肛运动的动作是：双膝与胸部贴床，臀部提高，肛门内缩之后又放松，如此反复进行30次。也可以仰卧或站或坐做肛门内缩动作，并配合深呼吸，肛门内缩再放松。后者在白天工作间隙也可以进行。

虽然痔疮很普遍，但很多患了痔疮的上班族都羞于启齿。其实，只要你按照以上方法进行调理，痔疮就会逐渐地治愈。不过，如果病情严重的话，还是建议去医院就诊。

大便溏泄，是脾虚还是毒素在作怪

很多上班族由于生活起居以及饮食的关系（如吹空调、喝冷饮、缺少运动、精神压力大等），经常会出现大便不成形或很黏的情况，其实，这就属于大便溏泄。

大便溏泄的人除了大便不成形以外，大多还表现为体形较胖，手脚冰凉，舌苔白胖有齿痕，早上不爱起床，饭后易犯困。如果你有这些症状，而没有其他的不适，就说明你脾虚湿重了。

中医认为，脾主运化。脾的功能，就是将我们吃的食物消化吸收，好的东西留下，变成血液中的营养成分，垃圾通过大肠排出体外。如果脾虚了，我们吃的东西就不能很好地被消化掉，就会出现大便不成形，中医叫便溏，西医多称之为慢性结肠炎。脾虚的问题不好调理，因为它经常和中医的另一个词联系在一起，这个词就是"湿"。

很多脾虚的上班族，都伴有湿气，而且多为寒湿之气。有些人并非大便天天不成形，个别时候也能成形。这就需要你对平常的生活多留意，大便成形的时候，细想今天吃的是什么食物，并把它记录下来，以后就能慢慢找到规律，反复验证什么食物更适合你的肠胃。毕竟，每个人的体质是不一样的。

另外，大便溏泄除了脾虚湿重的原因之外，还有饮食不干净。现在的上班族都是在外面吃午饭，由于不卫生，病毒很容易侵袭肠胃，从而引起大便溏泄。

所以，食疗是很好的调理方案，不要寄希望于药物，不管是中药还是西药，都无法从根本上解决脾虚的问题。只有改变不良的生活方式，并从饮食上进行调理，才是正确的方法。

对大便溏泄的上班族来说，食疗最好根据平素的体质和不同病情来选择，即所谓"辨证施食"。如果平素脾胃虚寒，或寒证的胃痛、腹痛、泄泻等，应多食性味辛热的葱、姜、韭、蒜、胡椒等；如果脾胃虚弱，就食用红枣、山药、扁豆、芡实、莲子肉等；如果胃热素盛，就食梨、藕、甘蔗、蜂蜜等干寒生津的食物。

总体来说，大便溏泄重在调养，或许改变一个人的生活方式真的很难，但正是这些错误的生活方式导致了肠胃问题，你不得不做出改变，只有好的生活方式才能带来健康。当然，这里只列举了造成大便溏泄的一些基本情况。除此之外，可能还和其他的疾病有关，不能一概而论，要具体问题具体分析。

第三节　梳洗打扮，细微处也蕴含着养生之道

温水刷牙，重要的话只说一遍

　　牙齿是人体最坚硬的部位，同时它也是最脆弱和敏感的，每天的饮食摄入都需要牙齿来咀嚼。可以说有一口好牙，不但可以饱口福，而且还是上班族魅力的体现。那么，如何呵护我们的牙齿呢？这里就从刷牙说起吧！

　　难道刷牙也有讲究，的确如此。口腔专家指出，刷牙最好使用温水，因为人的牙齿适宜在35～36.5℃的口腔温度下进行正常的新陈代谢，如果经常给牙齿以骤冷骤热的刺激，则可能导致牙龈出血、牙龈痉挛或其他牙病的发生。

　　而用温水刷牙非常有利于牙齿的健康，35℃左右的温水是一种

良性的口腔保护剂，用这样的水漱口，既有利于牙齿，也有利于咽喉和舌头，还有利于清除口腔里的细菌和食物残渣，会使人产生一种清爽、舒服的口感。因此，用温水刷牙能起到健牙与保护口腔的作用。

反之，如果长期用凉水刷牙，就会出现"人未老，牙已老"的后果，会导致牙龈萎缩、牙齿松动脱落等。日本的一项调查表明，牙齿的平均寿命比人的寿命短十多年以上，其根源就是用凉水刷牙这一习惯。因此，常用凉水刷牙，对牙齿的危害非常大。特别是对一些患有牙齿过敏、龋齿、牙周炎、牙龈炎、口腔溃疡的上班族来说，经常用凉水刺激，会诱发或加重病情。

因此，我们应当养成用温水刷牙的好习惯。

用温水刷牙的正确做法是，先把牙膏挤在牙刷上，然后把牙刷放在温水中，泡1~3分钟后再刷牙。这样做有两个好处：第一，可以让刷毛变得更柔软和富有弹性，在刷牙的时候就可以减轻刷毛对牙齿的摩擦刺激和损伤。第二，牙膏中的药物成分经过温水浸泡后，它的杀菌消炎、止血止痛的作用也得到了提高，这样就更容易保持口腔卫生了。

另外，刷牙的时候使用些白醋可以让效果变更好，做法是先口含白醋，坚持2~3分钟，然后把白醋吐出去，再刷牙。

总之，注重每一个刷牙的小细节对保护牙齿都有很大的作用。如果你还在用凉水刷牙，就不妨改变一下方式，让你的牙齿健康起来吧。

刷牙方法不对，牙齿很受伤

　　牙齿的重要性不言而喻。美国的一项调查显示，10％的人由于牙痛带来的不适而减少了参加社交活动的次数。大约30％的人说牙齿不好限制了他们对有些食物的喜爱，很多人羞于张口也是因为牙齿长得不好看。

　　没有人喜欢满口黄牙，牙垢的存在，总是让人感到厌恶，所以，有些上班族为了把牙齿刷得更干净，除了延长刷牙时间外，还加大刷牙的力度，想以此让牙齿变得更洁白。其实，这样做不仅对牙齿没有好处，反而会损伤牙齿。

　　在一项测试中，调查人员详细记录了刷牙前后的除垢情况。结果显示，牙齿的除垢效果会随着时间的增长和力度的增强而降低。所以，掌握科学的刷牙时间和力度是很重要的。科学的刷牙时间应该是两分钟，如果超出这个时间，就有可能得不偿失。另外，刷牙时用力要均匀一些，切不可过猛。

　　此外，掌握正确的刷牙方法也很重要。如果你无法确定刷牙的正确方法，就一定不要敷衍了事，应主动向牙医咨询。你也可以参考下图进行。

　　另外，如果你还在为牙垢苦恼，就不要试图用大力气把他们清除掉，但可以试试下面的小技巧。

　　（1）把草莓碾成糊状，与发酵粉充分混合，用一个柔软的牙刷将混合物均匀地涂在牙齿表面，5分钟后用牙膏将混合物刷掉，然后漱口。不过不要频繁地使用，因为草莓中的苹果酸会损伤牙齿，一周一次即可。

（2）取白醋少量，含在口中1～3分钟，然后吐掉，再刷牙。但是牙齿会觉得非常酸、麻（感觉会持续2分钟左右），所以不要连续地、经常地使用这个方法，2个月左右一次即可。

（3）把橘子皮晒干，然后将其磨成粉状，和牙膏混在一起刷牙，牙齿很快就可以变白。

（4）用指甲刮一刮墨鱼身体上的白色大骨头，能刮出很多白色粉末，把这些粉末放在牙刷上当牙膏使用，立竿见影，可使牙齿变白。

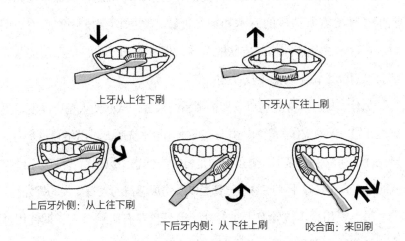

上牙从上往下刷　　　　　　　　下牙从下往上刷

上后牙外侧：从上往下刷　　　下后牙内侧：从下往上刷　　　咬合面：来回刷

以上这些方法对牙垢的清除都有很好的效果，当牙垢没了，牙齿白了，你的心情自然就会豁然开朗，微笑也随之而生。既点亮了自己，也带给了别人快乐，给生活增添了清新的气息。

冷水洗脸虽好，但要注意方法

上班族每天都会洗脸，不过，对于洗脸的水温，你选对了吗？有人喜欢用热水，也有人喜欢用冷水，到底哪一种更健康呢？一般来说，用冷水洗脸不仅有益于身体健康，还可以使面部皮肤长久地保持光滑湿润，看起来年轻，这是有一定科学依据的。

根据热胀冷缩的原理，用冷水洗脸，会使皮肤的毛细血管收缩，经过一分钟以后，会出现反射性充血，血液循环加速，从而可以防止脸部长期暴露所造成的麻木和神经过敏，增强面部皮肤的活力。同时，用冷水洗脸还能增强皮肤的营养，促进皮脂分泌，使面部皮肤光洁、富有弹性，不易感染皮肤病。

另外，用冷水洗脸还可以使神经系统兴奋，从而使人精神焕发，更好地开始一天的工作和学习。并且在冬季用冷水洗脸，可以增强耐寒力，避免面部和双手的冻伤，更重要的是可以降低患伤风感冒等呼吸系统疾病的概率。尤其对于那些易患气管炎以及伤风感冒的人有更大的好处。

虽然说用冷水洗脸有很多好处，但是也要有所顾虑。长期使用过冷的水洁肤会引起皮肤血管收缩，使皮肤变得苍白、枯萎，皮脂腺、汗腺分泌减少，弹性丧失，出现早衰，对皮肤滋养不利。尤其是油性皮肤，如果长期用冷水洗脸，"寒性收引"就会使毛孔收缩，无法洗净堆积在面部的皮脂、尘埃及化妆品残留物等污垢，不但不能达到美容的效果，反而容易引发痤疮之类的皮肤病。

另外，夏天也要少用冷水洗脸。当你脸上满是汗水、油腻和灰尘时，如果用冷水洗脸，那无疑会大大影响洗脸的效果，而且还会有后患。满是汗水的脸上，皮肤温度相对比较高，在没有冷却下来的情况下，突然受到冷水的刺激，会引起面部皮肤毛孔收缩，使得毛孔中的油污、汗液不能及时被清洗出来，这样做的后果是肌肤的毛孔会扩大，敏感肌肤甚至会发炎，油性皮肤更会出现粉刺。

总的来说，相较于水温过高，用冷水洗脸的好处还是多一些，只要注意一些细节，用冷水洗脸一样可以获得健康。

小小梳子，疏通经络醒脑又提神

对于女性上班族来说，早起梳头是一件必做的事情，男性就不一定了。不过，你可不要小看这小小的梳了，梳头不但能让你看起来更精神、整洁，而且还是养生保健的好方法。

中医很早就有梳头养生理念。隋朝名医巢元方就明确指出，梳头有通畅血脉、祛风散湿、使发不白的作用。梳头养生简便、易行且有效，古往今来，采用这种方法养生保健的大有人在。据说，北宋大文学家苏东坡一度头发脱落严重，后来他接受了一位名医的建议，早晚坚持梳头，没想到头发不但不掉了，而且越来越浓密。

这反映的应该就是"发为血之余"的原理吧！常梳头可使头发根部血液循环加快，细胞得到充分的营养，从而使发根坚固。现代医学也表明，头部是五官和中枢神经的存在，经常梳头，可以加强对头部的摩擦，改善头部血液循环，使头发得到滋养，防止脱发。因此，头发的润泽或焦枯与体内气血的流畅、脏腑的功能有着极其密切的关系。

所以，对一些"秃顶"的上班族来说，梳头是再好不过的保健方法。

在梳头之前，最好选一把合适的梳子。天然材质的角梳和木梳是最好的选择，一方面不容易产生静电，另一方面软硬适中，不容易损伤头皮。

梳头能把皮肤毛囊分泌的油脂均匀地涂抹在每根头发上，从发根到发梢，全部得到滋润。从中医的角度来讲，梳头刺激头部诸多经穴，有助于阳气的舒畅和生发，并给头皮以适度的刺激，从而促进血液循环，令人神清气爽。

另外，梳头还有降血压的作用。对由高血压、动脉硬化等引起的眩晕症有特殊疗效。经常通过梳头刺激百会穴、太阳穴和风池穴，就会使血压平稳，眩晕也会相应减少。此外，梳头还可以增加头发根部的血液流量，增强黑色素细胞的活性，并增加毛球黑色素细胞的数量，乌发的"营养"便得以补充。

说到底，梳头主要是起到按摩的作用，所以用梳子梳理身体的其他部位，一样可以达到养生目的。用梳背或梳柄经常按摩颈部的大椎穴，可以预防春季感冒、疟疾、颈椎病等；用梳背或梳柄常拍打背部或按摩背部，可以起到按摩背部穴位的效果，从而促进血液循环，减轻上班族因久坐不动而造成的背部疼痛感；用梳子经常梳手，可以刺激手部的"劳宫穴""鱼际穴""少府穴"等穴位，从而增强身体抵抗力，起到强身祛病的作用。

你压力大、心情不好也可以通过梳头来缓解。正如前面所讲的，头发是血之余，心主血脉，心藏神。头发是有灵性的，与人的心情息息相关。人的头发纠缠不清、盘根错节的时候，也是人愁肠百结的时候。所以，梳头其实也是在梳理心情，把乱发理顺，把纠结解开，人的心情就会愉快。

化妆有讲究，浓妆淡抹相宜就好

化妆可以说是女性上班族最喜爱做的事情。女人的魅力不仅仅源于美丽的眼睛和光滑细腻的皮肤，一个好的妆容更是点睛之笔。五官的美丽常常是一目了然，而好的妆容是需要用智慧和修养精雕细刻的，上班族女性得体的妆容可以体现其高雅的品位。

相反，不适宜的妆容会损坏女性视觉的美感、品位和素养。可以说，爱化妆的女性是积极的，会化妆的女人是智慧的。不过，想要化好妆并不是一件容易的事。如何根据不同的工作选择适合自己的装扮，这里大有学问。

那么多的化妆品，那么多的化妆工具，那么多的化妆色彩，你不但要有熟能生巧的技艺，还要有足够的审美能力。当然，上班族女性毕竟不是专业美容师，在化妆的时候难免会出现许多问题，但只要记住以下几点，你就不必为怎样化妆才得体而烦恼了。

1. 脂粉不宜过重

上班族女性经常出入各种各样的工作场合，如果脂粉香味过浓、香气袭人，会让人觉得是在故意卖弄，俗不可耐。同时，有些女性喜欢在耳后、颈部等处洒过多的香水，这对皮肤是有害的。因为香精中有些化学成分会直接刺激皮肤，引起过敏反应。轻者局部灼热、瘙痒，重者则引发丘疹、小水痘甚至感染。

2. 口红少用为好

口红是白领女性化妆中最重要的法宝，每个上班族女性都有自己钟爱的口红，然而口红虽好却不可多用。因为口红大多是用红色粉末的酸性曙红作为染料，而酸性曙红本身就是一种对人体有害的色素。所以，如果不是特殊或重要的场合，最好不要涂口红。

3. 夏季不要化浓妆

夏季是女性上班族们展示美丽肌肤的最好季节，对自己的肌肤会细致地雕琢。但是，夏季在皮肤上化上厚厚的浓妆是有害而无益的，因为过浓的化妆品会堵塞毛孔，妨碍汗腺的分泌，严重影响体温的调节。

正常人体的皮肤是弱酸性的，在这个环境下，可以抑制细菌的生长和繁殖。使用了化妆品后，弱酸性的环境被改变，皮肤丧失了抗菌能力，容易患毛囊炎等皮肤病。夏季阳光中的紫外线还会使化妆品发生化学反应，使皮肤更早地出现皱纹等老化现象。

4. 在合适的时候化浓妆

浓妆是相对于淡妆而言的，浓妆适用于某些特殊场合，如参加比较严肃、隆重的晚会、宴会或外事活动以及在喜庆节日等。要注意的是，不是任何人在任何场合都适宜化浓妆，浓妆还必须与自己的肤色、脸型、服饰、环境等相协调。否则，显得生硬呆板，甚至不伦不类。

对于大部分上班族来讲，其实化妆并没有那么复杂，大多数的岗位只需要画一些淡淡的妆就足够了，这样既节省时间，又非常得体。

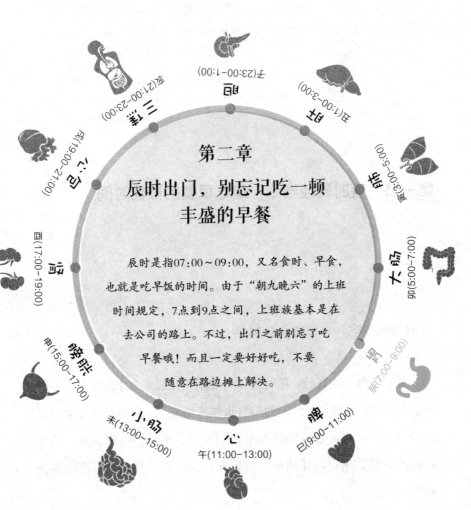

亥(21:00~23:00) 三焦

子(23:00~1:00) 胰

丑(1:00~3:00) 肝

巳(19:00~21:00) 心包

寅(3:00~5:00) 肺

酉(17:00~19:00) 肾

卯(5:00~7:00) 大肠

申(15:00~17:00) 膀胱

辰(7:00~9:00) 胃

未(13:00~15:00) 小肠

巳(9:00~11:00) 脾

午(11:00~13:00) 心

第二章

辰时出门，别忘记吃一顿
丰盛的早餐

辰时是指07:00~09:00，又名食时、早食，也就是吃早饭的时间。由于"朝九晚六"的上班时间规定，7点到9点之间，上班族基本是在去公司的路上。不过，出门之前别忘了吃早餐哦！而且一定要好好吃，不要随意在路边摊上解决。

第一节　辰时胃经当令，是吃早餐的最佳时间

辰时胃经当令，养生重在补胃气

　　辰时气血流注胃经。卯时人体内的阳气已经完全生发起来，辰时随着太阳越升越高，天地间的阳气也越来越充足。此时，人体阳气足而阴气弱，所以需要补阴以调节阴阳平衡，而食物是属阴的，这个时候吃早餐，不但易被消化、吸收和代谢，而且能起到很好的滋阴作用。

　　中医认为，脾胃是"仓廪之官"，胃为"水谷气血之海"。它好比一个加工厂，生成营养物质，是人体能量的源头。如果胃出现问题，很多器官代谢速度就会减慢，工作效率也会降低，长期下去，疾病也就随之而来。

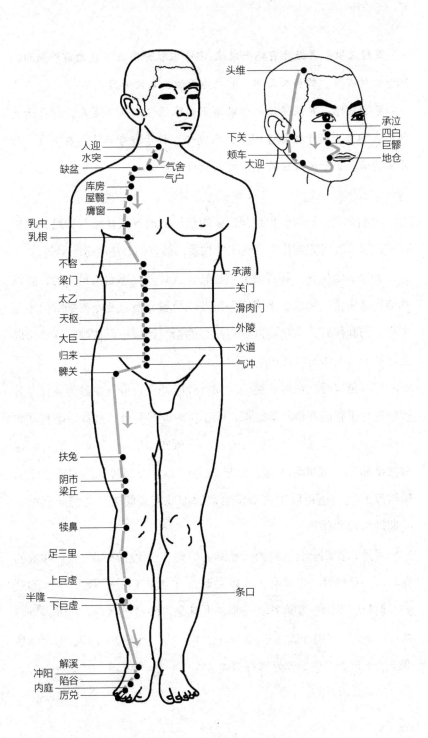

头维
承泣
四白
巨髎
地仓
下关
颊车
大迎

人迎
水突
缺盆
气舍
气户
库房
屋翳
膺窗
乳中
乳根
不容
承满
梁门
关门
太乙
滑肉门
天枢
外陵
大巨
水道
归来
气冲
髀关
扶兔
阴市
梁丘
犊鼻
足三里
上巨虚
半隆
下巨虚
条口
解溪
冲阳
陷谷
内庭
厉兑

胃经穴位：胃经共有45个穴位，5个穴位分布在下肢的前外侧面，30个穴位在腹、胸和头面部，首穴为承泣，末穴为厉兑。

胃经循行：胃经循行起于眼眶下的承泣穴。从头走足，行于面前部；在胸部，行于任脉旁四寸；在腹部，行于脐旁二寸，在下肢，行外侧前沿，止于足次趾的外侧甲角旁的厉兑穴。

我们知道，辰时是胃经最旺的时候，此时，人体阳气充足，气机旺盛，这个时候需要补充一些阴性物质，最好的办法就是吃早餐。

如果不吃早餐，脾胃就会空运转，人体就会感到头晕无力，脾胃功能也会失常。所以，上班族一定要吃早餐，而且要吃得细致而丰盛才行。与此同时，你也可以顺着胃经的循行路线进行按摩，这样可以很好地调节人体的肠胃功能。

辰时是胃经气血最旺盛的时候，此时调理胃经气血最为适宜。脾胃经循行于腿的两侧和胸腹部，除了按时吃早餐外，揉搓、敲打两腿或推摩胸部都是滋养脾胃的好方法。上班族如果消化不好，就可以经常按摩腹部，或仰卧于床，以肚脐为中心，沿顺时针方向用手掌旋转按摩20次。还可以用热水袋热敷腹部或艾灸腹部，都能起到很好的调理脾胃的作用。

另外，我们全身的脏腑、筋脉、肌肉、皮毛全依赖气血、津液的充养。一旦胃经功能紊乱，脾胃失调，气血津液化生不足，人体的脏腑、筋脉、肌肉、皮毛就会受损，尤其是容颜最易衰老。又因为胃经循行过面部，中医讲"阳明脉衰，面始焦"，所以想美容、不想面色憔悴的上班族，应保养好胃经气血。

晨起一杯水，喝对才健康

晨起一杯水，是很多上班族都知道的养生常识。空腹饮一杯水，能清洁消化道，活化胃肠道细胞，补充前晚身体所流失的水分，并稀释渐趋浓稠的血液，让身体由内而外整个苏醒过来，有益于接下来早餐的消化吸收，让身体进入一个良性循环。不过，"第一杯水"该喝什么水好呢？

（1）白开水。白开水是由天然状态的水经过多层净化处理后煮沸而来，水中的微生物已经在高温中被杀死，还含有钙、镁等矿物质。清晨选用单纯水成分的白开水，在人体代谢的过程中，补充了细胞的水分，降低了血液黏稠度，有利于尿液的排出。通常，饮用白开水半个小时后，身体既能有效地排除体内夜间代谢的废弃物，又不影响早餐食欲。因此，白开水是晨起饮水的最佳选择。

（2）柠檬水。柠檬水就是在白开水中加入了柠檬片。饮用柠檬水有三个好处：一是使白开水中增加了维生素和柠檬酸；二是柠檬酸能更有效地刺激胃酸分泌，增加食欲；三是小分子的柠檬酸不阻碍细胞对水的吸收以及肾脏排尿。但是长期饮用柠檬水，会引起钙的流失。因此，缺钙的上班族，不适宜饮用柠檬水。另外，胃酸分泌过多和胃肠溃疡患者，也要慎用柠檬水。

（3）淡盐水。淡盐水对防治便秘有不错的效果，对于经常便秘的上班族来说，晨起喝杯淡盐水可以缓解便秘症状。也就是说，淡盐水只适合便秘的人饮用，如果不是便秘，就还是减少矿物质的摄入为好。特别是患有高血压、糖尿病、心脑血管疾病、肾功能异常的上班族，最好不要将淡盐水作为晨起第一杯水。

（4）淡茶水。不少长寿老人都习惯清晨喝一杯淡茶水，这种习惯被认为是长寿的重要因素。但是，这些老人长期喝淡茶水，身体已经有了一定的适应能力。对于没有这种生活习惯和生理适应能力的人来说，最好不要轻易效仿，因为空腹饮用淡茶水后，会引起肠胃不适，甚至容易发生茶醉，影响早餐的摄入。

因此，上班族最好是根据自己的情况，选择适合自己的晨起饮用水，在对身体不是很了解或者没有特殊的情况下，白开水是最好的选择。你不用担心它会给你带来任何害处。

零食当早餐，是不明智的选择

快节奏的生活，让许多上班族连吃早餐的时间都没有，有些人觉得早餐可有可无，甚至根本不吃早餐。然而，从养生的角度来讲，早餐不但要吃，而且还要吃得好。尤其是不能把零食当作早餐，否则，非常损害肠胃健康。

早晨起床后，通过一晚的消耗，我们的胃基本处于空着的状态，血糖水平降低。开始活动后，大脑与肌肉消耗糖，血糖水平会继续下降。这时如果还不进食，体内就没有足够的血糖可供消耗，严重的会出现低血糖，人就会感到精神不振、倦怠、疲劳、反应迟钝，影响一上午的工作。

其次，人体经过一夜睡眠消耗了大量的水分和营养，清晨已处于半脱水状态，且各种消化液分泌不足。零食基本都是干的，吃干食会难以下咽，对食物的消化和吸收也不利。另外，早餐吃零食也不能给身体补充足够的营养素，因为零食大都是垃圾食品，营养比较单一。

所以，上班族的早餐应该增加面包、馒头、粥等主食，这类谷类食物可以使人体得到足够的碳水化合物。同时，要注意早上不能空腹喝酸奶，西红柿、香蕉、梨等口味呈酸性的水果和粗纤维的水果也都不宜早上空腹吃。

那么，如果你无法抗拒零食的诱惑，又想保持姣好的身材，应该怎么办呢？其实，你只需要改变吃零食的时间就好了，并且挑选那些能让你的嘴忙碌而又不会增加体重的食品，学会合理吃零食。这样的话，你甚至能够因此而补充正餐营养的不足。

上班族早餐这样搭配才完美

俗话说，一日之计在于晨。一顿搭配合理、营养丰富的早餐，是上午高效率工作的重要保障，也是保证一天精力旺盛的重要措施。所以，上班族不但要吃早餐，而且还要吃得好，在搭配上至少应该遵循以下原则：

（1）以谷物为主食。谷物是面粉、大米、玉米、小麦等的总和。它们含有丰富的碳水化合物，是上班族膳食能量的主要来源。因此，它们是上班族早餐中不可缺少的主食，最好是多种谷类掺着吃。你可以选择馒头、包子、面包、米粥、薯粥、面条、营养麦片等。

（2）肉蛋类不可缺少。肉蛋类食品能为人体提供动物性蛋白质和一些重要的矿物质和维生素。需要注意的是，鸡肉、鱼虾及其他水产品含脂肪很低，可以多吃些；猪肉含脂肪较高，应适量食用；蛋类是高蛋白的优质来源，但胆固醇含量较高，以每天1~2个为宜。

（3）必需的奶类和豆类。现在不少上班族都知道奶类和豆类对人体的重要性，早上即使来不及吃早餐，也要喝上一杯牛奶。奶类及奶制品是动物蛋白，豆类和豆制品是植物蛋白，它们主要为人体提供优质的蛋白质。而且，我国居民膳食中普遍缺钙，奶类是首选补钙食物。适合上班族早餐的奶类及豆类食物有鲜牛奶、豆浆、豆腐脑等。

（4）蔬菜、水果锦上添花。蔬菜和水果能为上班族提供各种维生素，但它们又各有优势，不能完全相互替代，不能只吃水果不吃蔬菜，或只吃蔬菜不吃水果。通常，较深颜色的蔬菜和深黄色水果含营养素比较丰富，所以上班族的完美早餐要多选深色的蔬菜和水果，如黄瓜、胡萝卜、番茄、苹果、草莓、香蕉、橙子、猕猴桃等。

总体来说，上班族的早餐最好是遵循《中国居民膳食指南》里提到的：食物丰富多样，搭配合理，一份营养的早餐应当包括谷类、肉蛋类、乳制品和蔬果。如果你还在随意地吃早餐，现在开始改变吧！

早餐吃热食，呵护胃气不生病

早晨，很多上班族因为时间匆忙，往往来不及将食物加热就吃进肚子，还有的人把生蔬菜、蔬果汁当作早餐。其实，这样的吃法是不利于健康的。营养学家建议，早餐最好吃热的食物，这样有利于消化和提高人体的免疫力。

早餐吃"热食"，才能保护"胃气"。所谓的"胃气"，是指胃及胃的消化吸收能力，后天的免疫力、肌肉的功能等。清晨，身体各个器官还未完全醒来，体内的肌肉、神经及血管都还呈收缩的状态。如果这时候吃冰冷的食物，就会使体内各个系统出现挛缩及血流不畅的现象。也许刚开始吃冷食时，不觉得肠胃有什么不适，但时间长了就会出现吃不饱、大便稀、皮肤差及时常感冒、小毛病不断等现象，这就是伤了胃气。胃气受伤，身体的抵抗力就会下降，也容易得病。

因此，上班族的早餐应该从吃热食开始，例如热稀饭、热燕麦片、热牛奶、热豆花、热豆浆等。千万不要嫌麻烦，每天早起一会儿就好了。另外，芝麻糊、山药粥也是不错的选择，然后再配着吃一些面包、三明治、蔬菜、水果、点心等。

比如，一碗红枣粟米粥加鸡肉三明治。粟米里的胡萝卜素和维生素含量都很高，红枣可以补血、补气，又能有效增强免疫力，再加一份鸡肉三明治，这样搭配的早餐可以让体力彻底充沛起来，足以应付一上午繁重而忙碌的工作。

如果你来不及熬粥和做三明治，就可以喝一杯酸奶，吃全麦面包片和一个西红柿。酸奶和西红柿的维生素A含量都非常高。维生素A是明目的好东西，常用电脑或伏案写字的上班族最需要。同时，维生素A还能促进肌肤细胞新生，提高皮肤深层细胞的更新速度，使皮肤富有弹性，不过，要记得给面包片加热哦！

当然，你的选择还有很多，理想早餐除了温热之外，还应该是丰富的，既要注重食物的色、香、味，又要注重食物的营养性，追求多种营养素齐全。

第二节 上班族的早餐，健康营养是第一原则

上班族排毒早餐这样吃

　　生活中的毒素无处不在，有一些上班族面黄肌瘦、精神萎靡，一副弱不禁风的样子。通常有这类情况的上班族工作时也是有气无力。其实，这些现象大都是由于体内毒素的长久积累所致，并不是真有什么疾病。只要把体内的毒素清理干净，自然就可以变得精神焕发。

　　那么，如何排毒素呢？方法很多，吃一顿健康的排毒早餐就是有效的方式之一。

　　那么，什么样的早餐能排毒呢？粗粮、水果和蔬菜就是排毒的最佳选择。粗粮包括玉米、高粱、赤小豆、黑米、薏仁或黄豆等，它们富含纤维素，能促进肠道蠕动，使肠道内毒素尽快排出，对身体健康

极为有益。

能起到排毒作用的水果，包括苹果、石榴、香蕉、橙子、梨、葡萄等。需要注意的是，应尽量选择本地的时令蔬果，并且蔬菜的种类应多些，如胡萝卜、白萝卜、山药、花椰菜、卷心菜、黄瓜、苦瓜、青椒、番茄等。

另外，吃排毒早餐的时间也是有讲究的。慢性病人最适合的早餐时间是早上6:30～7:00之间，而一般人群的早餐时间则是早上6:00～7:30之间。这跟器官运作的时辰有关。早上5:00～7:00是大肠经运行的时辰，此时大肠蠕动最旺盛，是排毒的最好时间。

所以，如果你每天的早餐，都能包含水果、蔬菜与粗粮，长期坚持下去，你身体中的毒素就会渐渐地被排出体内，体内毒素少了，气色就会变好，精神也好，疾病就不会缠身了。

肥胖上班族，早餐要健康着吃

说起肥胖，是很多上班族心中的痛，然而有些上班族却无视自己已经变形的身体，依然津津有味地吃着"营养丰富"的早餐。这些人不知道，肥胖导致的疾病正在一步步逼近。肥胖的上班族怎样吃早餐才更健康呢？以下的建议是你应该遵守的。

（1）热量不要超标。肥胖人士应该清楚自己每天需要多少热量才能维持身体的基本动力，然后将热量较多地分配在早餐中摄取。肥胖上班族们不用担心早餐热量过多会造成脂肪堆积，因为人体上午的代谢率高，营养易吸收，热能易消耗。

（2）多吃全谷类食品。全谷类食品富含复合性糖类，这类糖易分解，能迅速提供人体所需能量及多种营养成分。

（3）适当补充水分。早晨水分补充对防止肥胖很重要。一天水分的所需量最好在上午补充完毕，在进食前先来一杯200毫升的温开水滋润肠胃，或者吃完早餐后来一杯助消化的优酪乳制品。

（4）保持清淡口味。早餐忌食油脂含量过多的食物，油脂过多会使血液回流速度缓慢，血液带氧量减少。早餐宜以清淡为主，并且兼顾营养均衡，即使真抵挡不住美味的诱惑，也不要一个星期超过两次。

如果你能遵守这些原则，你就不用担心会越吃越胖了。下面这六种理想早餐就非常适合肥胖的上班族们：①银耳莲子粥1碗，由低脂乳酪、面包火腿做成的三明治1份；②烤全麦面包3片，脱脂牛奶1杯，番茄1个；③水煎包3个，甜豆浆1杯；④馒头2片，荷包蛋1个；⑤菜包或肉包2个，不加糖的豆浆1杯；⑥馄饨1小碗，茶叶蛋1个。

最后，要提醒肥胖的上班族们，节食减肥是不靠谱的一件事，千万不要以为不吃早餐就可以减少脂肪的增加，早餐对于上班族来说是不可抛弃的任务。当然，要减肥，早餐也不可不节制，只有合理的饮食才有助于你瘦下来。

喝粥，早咸晚甜的养生秘诀

粥是早餐里重要的一员，很多上班族都喜欢喝粥，冬天熬稠粥，夏天煮稀粥。煮粥也很容易，只需有一份耐心守得一锅沸水成花，并将大米温柔地融化，就会有良粥出品。张爱玲就曾发出"粥似的温柔"的感叹。可见，温柔的粥无论是在寒冷的冬日，还是在酷热的盛夏，都能抓住尘世中每颗疲惫而易感的心。

粥的种类很多，大体上分为咸粥和甜粥。古语有"朝朝盐水、暮暮蜜糖"的说法。按照中国人的生活习惯，早饭一般喝咸粥，这对身体极有好处。按照中医理论，咸属水，归肾经，可以保养一天的精神。而晚吃甜则可以暖胃，而且对睡眠也很有好处。长时间坚持下来，你就可以感受到身体的变化。

所以，上班族如果能在每天早晨都喝上一碗粥是非常养生的。我最喜欢的是咸香的皮蛋瘦肉粥，那种美滋滋的感觉，会让你一天的工作都充满热情。想在早上喝一碗这样的皮蛋瘦肉粥，其实也很容易只要按照下面的做法操作就可以了。

皮蛋瘦肉粥

材料：粳米100克，皮蛋1个，瘦肉50克，盐、鸡精、淀粉、料酒、香油各适量。

做法：①粳米加水搓洗干净，用水浸泡30分钟。然后倒入锅中，加入适量水，水量约为平时煮饭时的2倍。盖上锅盖，按下开关开始煮。②瘦肉切成丝，放入适量盐、鸡精、料酒、淀粉，抓拌均匀后腌制10分钟；皮蛋剥皮，切成小丁。③粥煮开后，放入肉丝、皮蛋，适量盐、鸡精，再煮1分钟左右，用勺子不断地搅动，放入香油，搅匀后盛出即可。

皮蛋瘦肉粥是非常地道和爽口的粥，有皮蛋的嫩滑和瘦肉的清香，可以补充上班族身体所需要的蛋白质营养，起到补血养肺的功效。喝完粥再来几个草莓或圣女果，调剂一下口味，也是很不错的哦！还能给你带来丰富的维生素C。

正如前面所说，粥的种类很多，早上也不一定非要吃咸的，时时地调剂口味也是很好的。蔬菜粥、水果粥、五谷粥都可以换着来，多种具有预约功能的小家电也使熬粥变得很方便。早上喝上一碗热腾腾的粥也不再是难事了。

炒饭，让剩饭也变成美味

说到炒饭，那种美味的感觉，说起来都口水直流。不过，对于很多上班族来说，想要早上起来炒饭，似乎有些太为难了，但依旧有人愿意为这样的美味而付出劳动。

炒饭的做法虽然简单，但很多没有烹饪经验的上班族会把鸡蛋直接浇在米饭上炒。这种方法在口感和视觉上都会大打折扣。

记得我第一次做蛋炒饭的情景：火开了，油沸了，把一碗白米饭倒入锅，胡乱炒几下，再把鸡蛋液浇在上面，5分钟后就好了。直到后来，我才学会如何真正炒出一盘好吃的蛋炒饭。

生活可能就是这么具有戏剧性，现在依旧有许多人把蛋液浇在米饭上炒。我还是喜欢鸡蛋与米饭分离的感觉，这样不至于糊成一片。每天的早晨，把前晚剩下的米饭，加些胡萝卜丁和鸡蛋炒在一起，既美味又不浪费粮食。

很多时候，出于各种原因，晚餐总会剩下一些米饭。这个时候经常是把剩下的米饭随手放进冰箱。但是，如何更好地处理而又不浪费呢？早餐做一份蛋炒饭是非常不错的选择。剩饭的水分比较少，饭粒硬，炒的时候易散粒。而且剩饭的饭粒因为水汽吸收之后膨胀饱满变得内部酥软、外部硬，显得粒大胀实漂亮，其淀粉质还会产生一定的变化，初步酵化出微量的淀粉糖和多糖，比新蒸的米饭较容易挂上油和蛋花，口感也更好。

> **蛋炒饭**
>
> 食材：米饭200克，胡萝卜50克，鸡蛋1个，食物油、盐、鸡精各适量。
>
> 制作：①胡萝卜洗净，去皮切丁；鸡蛋打散，加入少许盐搅匀。②锅中放适量油，油热后放入鸡蛋液，用勺子拨散，炒熟后盛出。③锅中放适量油，油热后放入胡萝卜丁，翻炒至熟。接着倒入米饭、鸡蛋翻炒，加盐、鸡精翻炒均匀即可起锅。

有条件的上班族不妨每天为自己来一份炒饭做早餐，你可以用蛋炒，也可以用肉炒，还可以随自己的喜好，加进各色蔬菜。需要注意的是，油要适量，过多的油脂是不利于健康的。

油条加豆浆，是健康搭配吗

在北京的早餐里，你永远能见到油条加豆浆的身影，这种经典的搭配，似乎也成了老北京的一道特色早餐。不仅老北京人爱吃，而且年轻的上班族也常吃。

　　只要够细心，你就会发现，点了油条的人，必会再来一杯豆浆，似乎这两者之间就像爱情，缺一不可。油条、豆浆如此受欢迎，估计也是很多人从小就在爷爷奶奶的带领下，习惯了早上吃油条加豆浆的，不但口味上习惯了这种吃法，而且感情上也有多年的"积蓄"。

　　说实话，油条那松脆又有韧劲的感觉以及豆浆那香甜浓郁的口感，二者搭配在一起，确实是味觉上的一大刺激。上班族大可在早上痛痛快快地吃一顿油条加豆浆的早餐，不过这个搭配却不宜经常吃。

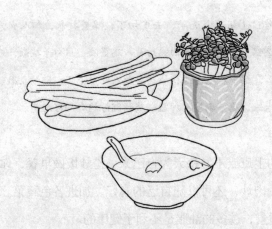

　　我们知道，常喝豆浆能改善骨骼代谢，预防骨质疏松，减少动脉硬化的风险。中医也很早就认可了豆浆的保健作用。豆浆性质平和，具有补虚润燥、清肺化痰的功效。豆浆中含有氧化剂、矿物质和维生素，还含有牛奶所没有的植物雌激素，该物质可调理女性内分泌系统的功能。女性喝豆浆不仅能够延缓衰老，而且能有效地预防乳腺癌和子宫癌。

　　但是，油条是高温油炸食品，存在油脂偏高的问题。一般而言，食物经过高温油炸之后，营养素会被破坏，还会产生致癌物质；而且这些食物的热量也比较高，油脂难以消化，再加上豆浆也属于中脂性食品，这种早餐组合的油脂量明显超标。

另外，油脂在高温下会产生一种叫"丙烯酸"的物质，这种物质很难消化，饱食后会出现胸口饱胀，甚至出现恶心、呕吐、腹泻、食欲不振等症状。吃多了油炸食物还会影响中午的胃口，常吃油炸食品的人，由于缺乏维生素和水分而容易上火和便秘。

油条除了高温煎炸，在制作中还会添加明矾，吃得过多会使铝在人体内蓄积，过量的铝元素对神经系统、消化系统、生殖系统、免疫系统等会产生毒性。所以，油条不要经常作为早餐食用，偶尔调剂一下口味，对身体是无害的。

你常把蛋黄派当作早餐吗

蛋黄派柔软香甜，很多上班族都喜欢把它作为方便早餐，从表面上看，蛋黄派似乎很有营养。可是，真的是这样吗？蛋黄派适合作为上班族的早餐吗？

从国家2006年12月1日颁布的蛋黄派食品的行业标准中，可以知道：夹心蛋黄派的蛋白质含量≥6%；注心蛋黄派的蛋白质含量≥4.5%；涂饰蛋黄派的蛋白质含量≥4%。从这些数据中，我们可以得出以下几个结论。

首先，蛋黄派的蛋白质含量很低，不能起到很好的补充蛋白质的作用。鸡蛋黄的蛋白质含量达15%以上，而蛋黄派的蛋白质含量与此相差甚远。成年人每天早餐的蛋白质需求约为20克，然而吃100克蛋黄派仅能供应5克左右的蛋白质，根本不能满足早餐的营养需求。相比之下，早上吃一个100克面粉制作的馒头或3片全麦面包，再加上一个鸡蛋，就可以提供18克的蛋白质，所以把蛋黄派当作早餐，其营养实在有限。

其次，蛋黄派的口感细腻、柔软有弹性，这都是使用起酥油达到的效果。起酥油的主要成分是氢化植物油，其中不仅含有大量饱和脂肪酸，还含有反式脂肪酸，对心血管系统极其有害。反式脂肪酸摄入越多，患心血管疾病的风险就会越大。

最后，蛋黄派鲜明的黄色往往是添加色素的结果。其浓烈的香气，也有合成香精的功劳。而香精、色素等成分对人体都是有害的。黄色合成色素柠檬黄为偶氮色素，使用量较大的时候会干扰锌的吸收。

因此，蛋黄派并没有想象中的那么健康营养，它之所以得到很多人的喜爱，主要在于它疏松绵柔的口感和香甜的味道。如果没有大量的饱和脂肪酸，没有氢化植物油，没有香精和糖，想必这种食品也就无人问津了。

总结起来，蛋黄派营养价值低，其中含有30%左右的脂肪，可以把它和炸薯片一类食品同等看待，当成偶尔食用的休闲食品是可以的，但作为早餐则是不适宜的。

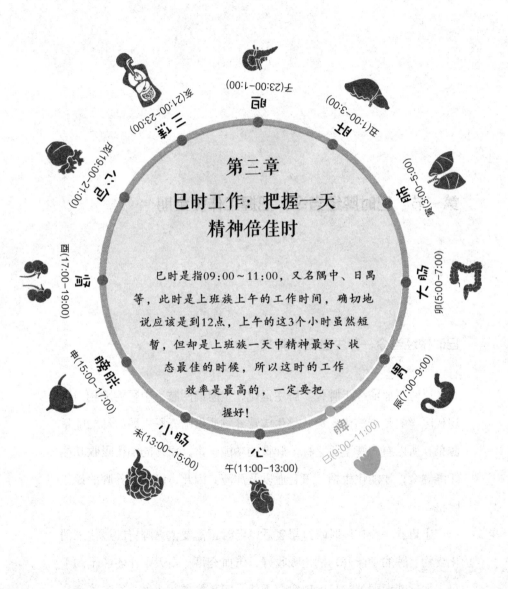

第三章

巳时工作：把握一天精神倍佳时

　　巳时是指09:00~11:00，又名隅中、日禺等，此时是上班族上午的工作时间，确切地说应该是到12点，上午的这3个小时虽然短暂，但却是上班族一天中精神最好、状态最佳的时候，所以这时的工作效率是最高的，一定要把握好！

子(23:00~1:00)

丑(1:00~3:00)

寅(3:00~5:00)

卯(5:00~7:00) 大肠

辰(7:00~9:00) 胃

巳(9:00~11:00) 脾

午(11:00~13:00) 心

未(13:00~15:00) 小肠

申(15:00~17:00) 膀胱

酉(17:00~19:00) 肾

戌(19:00~21:00) 心包

亥(21:00~23:00) 三焦

第一节　巳时脾经当令，把握工作黄金期

巳时脾经当令，养生重在补脾气

巳时气血流注于脾经。脾主运化，主肌肉四肢，中医的脾相当于现代医学的整个消化系统，是生成营养物质供给五脏六腑活动的能量源泉，所以有"脾土"之称。脾胃的功能正常，机体的消化吸收功能才能健全，才能化生精、气、血以及津液。因此，巳时是养脾的最佳时机。

上班族一般在辰时吃过早餐后，巳时正需要依靠脾胃的运化来消化食物。脾的功能好，消化吸收好，气血充足，白天工作才能干劲十足。如果脾虚弱就容易出现胃口不佳、四肢倦怠、头晕、面色萎黄、腹胀、经常打嗝等症状。

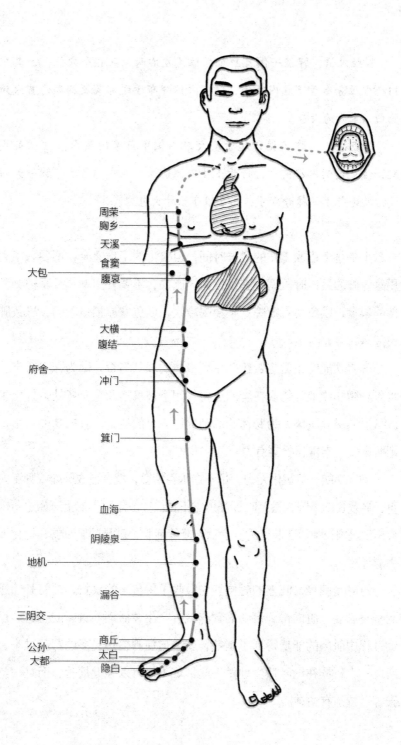

周荣
胸乡
天溪
食窦
大包
腹哀
大横
腹结
府舍
冲门
箕门
血海
阴陵泉
地机
漏谷
三阴交
公孙
大都
商丘
太白
隐白

脾经穴位：脾经一侧有21个穴位（左右两侧共42个穴位），其中11个穴位分布于下肢内侧面，10个穴位分布于腹部及侧胸部，首穴为隐白，末穴为大包。

脾经循行：脾经循行起于足大趾内侧甲角旁的隐白穴。从足走胸，经足内侧内踝前方，行于下肢内侧前缘，在腹部行于任脉旁开四寸，胸部行于任脉旁六寸，止于腋下六寸大包穴。

上午是上班族工作的最佳时间，但繁忙的工作之余，不要忘了利用这养脾的最佳时段调理脾经气血。比如，不要食用燥热及辛辣刺激性的零食，以免伤胃败脾；不要喝冷饮，以免寒凉损伤脾阳，导致脾失健运，湿邪内生。

脾胃功能的正常与否还关系到身体的强壮与否，因为脾主肌肉。水谷精微和津液等物质在脾的运化作用下被输送到全身各处，并化生成气血以滋养肌肉，为身体的活动提供充足的能量。脾的功能正常，则肌肉发达丰富，壮实有力。

脾胃功能一旦运化无力，带不走水谷精微，就会造成脾虚或脾湿太重，导致食欲下降，甚至吃饭都感觉不香。一般年龄大的上班族之所以会出现肌肉松弛、四肢无力、食欲下降等症状，就是脾脏衰弱、运化无力的缘故。

巳时是脾经最旺盛的时候。它吸收了胃传来的食物，并将其输送到全身各处。肌肉得到足够的营养就会产生"活动筋骨"的意愿。运动过程中肌肉的能量得到了消耗，就会迫使脾输送更多的营养过来。所以，上班族在巳时适当地做一些锻炼不仅可以强健筋骨，而且一整天都会特别有精神。

巳时健脾，让大脑更聪明

脾，在中医学上是一个多元性的功能单位，包括了西医学的脾脏、胰脏、消化道和神经系统的部分功能。脾的主要功能是消化食物与吸收营养，但与我们的思维、意识活动也有密切的关系。也就是说，脾胃的好坏，有时候会影响到我们的工作状态。

比如，《素问·阴阳应象大论》说："脾在志为思，思伤脾。"从这里可以看出，脾一方面主导着人的意识以及思维活动，另一方面人的意识、思维活动的变化也会影响脾的功能。另外，胃肠道的病变，也会引起精神、意识活动的障碍，如《素问·逆调论篇》中提出"胃不和则卧不安"，说明胃肠道功能失调，睡眠也会受到影响。

脾胃与人的意识活动可以相互影响，这是有根据的。比如，老年性痴呆症及帕金森病患者，其头部和腹部经常会出现同样的组织坏死现象。大脑面临惊恐或生气时，会释放出一种应激素，从而引起胃痉挛而产生疼痛，应激素的过分刺激还会导致腹泻。当情绪压抑时，食管神经受到高度刺激，会让人感觉吞咽困难。功能性消化不良及肠易激综合征患者，就经常伴有焦虑、抑郁、恐慌等症状。

脾和人意识的关系，具有一定的解剖学基础。美国科学家发现，人生来有两个脑，即颅脑与肠脑，它们相互作用与影响。肠脑是指位于食管、胃、小肠与结肠内层组织鞘中的肠神经系统，内含有数以亿计的神经细胞、神经递质、蛋白质和复杂的环形线路，能够独立地进行生理活动。

另有研究指出，人的精神意识和运动功能是在大脑的主导下配合诸脏腑以及经络共同完成的，肠神经系统不仅独立主持胃肠的功能活动，而且与某些精神疾病，如抑郁症、恐惧症有着密切关系。

由此可见，脾胃的功能确实影响着我们的大脑，巳时，辰时进食的食物正在进行消化，此时只有脾胃功能正常，消化吸收良好，气血充足，上班族工作起来才能干劲十足，并且大脑清醒。所以，巳时健脾养胃非常重要。

你要明白自己为什么工作

经常听到很多上班族抱怨："我很讨厌现在的工作，但是又不知道该干什么。"其实，与其抱怨，不如努力承担起这份工作，至少你可以换一个自己喜欢的方式来做自己的工作。这样的话，你就可以在工作上做出业绩，根本没有必要感慨工作的烦恼。

你要知道，在现实中，不是每个人都能找到一份如意的工作，也不是每个拥有工作的人都懂得珍惜。如果你要生存下去，就必须爱上自己的工作，并且知道自己为什么要工作。

工作是生存的需要。工作能给你带来薪资，有了钱才可以保证基本的、必需的生存需要。现代社会，赚钱是生存下去的唯一手段。因此，对于绝大多数上班族来说，工作的主要目的就是获取基本的工资、为了保障生存的权力。是生存的压力迫使他们不得不辛勤地、努力地去工作，这是很现实的。

工作是一种社会和家庭责任。除了生存之外，每个人都还肩负着对家庭的责任，工作的目的是获得报酬，满足生活的需要，承担自己对家庭的基本责任。人不能不工作，文化在日益进步，生活也日趋复杂，到处是义务和责任。工作也是对社会的一种贡献，每个人都应该尽好这份责任。

工作可以实现心中的理想。每一个人都有自己的追求。人来到这个世界，不是为了浑浑噩噩、稀里糊涂地度过此生，而是为了实现自己的人生价值，发挥出自己的本色，做一个最好的自己。没有人愿意虚度一生，谁都希望自己的生命充实美满、富有意义。进取之心，人皆有之。可是岁月流逝，越来越多的人失去了斗志和激情，而工作则是实现这种理想的最好平台。

工作让你更有安全感和幸福感。工作是辛苦的，是有压力的，充满了各种酸甜苦辣，需要用心，需要投入，需要耗费心力，会长白头发，甚至会积劳成疾，但人们还是那样投入地工作，因为人们同时也在享受着工作所带来的幸福感和安全感。

只要努力工作，明天就会比今天好，明年就会比今年好。虽然这只是暗示，但它意义重大，这不仅涉及个人的安全感，而且涉及社会的安全感。

在现代社会，竞争日益加大，无论从事何种职业的上班族都觉得工作压力在不断地加大，很多上班族面对工作压力苦不堪言，却不知道工作压力能给人带来奋进的力量。

上班族应该认识到，工作是必需的，伴随而来的工作压力也是不可避免的。因此，上班族要学会为自己工作，不仅仅要把工作当作谋生手段，还要学会化解过重的工作压力，化工作压力为工作动力，快乐生活，快乐工作。

快乐的法则就是接受工作

工作是上班族展现才华的舞台，寒窗苦读学来的知识，我们的应变力、适应力都将在工作中得到体现，除了工作没有哪项活动能够提供这样高度的充实感以及展现自我的机会。从一定程度上说，一个人所做的工作就是他人生态度的表现，一生的职业就是他的志向所在。因此，了解一个人的工作态度，从某种程度上讲就是了解了这个人。

比如，两个员工同时进入一家公司，如果一个不停地发牢骚，觉得什么都不够好，每天在不停地抱怨和不满的情绪中度过；而另一个却凭着平时的刻苦学习，被公司派去进修了，最后得到提拔。可见，很多时候不在于工作怎样，而在于对待工作的态度。

所以，对于那些求职时念念不忘高薪、工作时却不能接受工作所带来的压力的人，那些在工作中推三阻四、寻找借口为自己开脱的人，那些总是挑三拣四、对自己的工作环境和工作任务总是不满意的人，都需要认真思考。

虽然趋利避害是每个人的本能，但工作终究是工作，不是在玩乐！既然选择了这个职业，选择了这个岗位，就必须接受它的全部，而不是仅仅拒绝它带来的压力。就算是屈辱和责骂，那也是工作的一部分。所以，上班族如果不能忍受工作上的压力，又怎么会快乐？

每一种工作都有它的辛劳之处。体力劳动者，会由于工作环境不佳而感到劳累；坐在办公室中工作的普通职员，则烦恼于工作的琐碎和枯燥；身居高位的领导者，有公司内部管理和企业整体运营的压力。

只想拒绝压力的人，是一种不负责任的人。这些人会不情愿地完成工作，必然享受不到工作的快乐。因此你也要记住，工作能够给我们带来金钱，可以让我们拥有一种非凡的成就感。但有一点不应该忘记，丰厚的金钱和巨大的成就感是与付出辛劳的多少、战胜困难的大小成正比的。

所以，每当你沮丧乏力、意志消沉的时候，你应该相信，不论自己从事什么工作，在何种行业，也不论你住在何处，你都应该学会接受工作，并把敬业当成一种习惯。只有接受它，你才会得到真正的快乐。

热爱工作，就要时刻充满激情

作为上班族，我们是不是应该学习追求完美与卓越的工作态度呢？其实，只要我们竭尽所能地做好自己的工作，让别人无可挑剔，就已经足够了。也许你会付出比别人更多的时间和汗水，但你也会收获比别人更丰硕、更甜美的果实。

所有正当、合法的工作都是值得尊敬的。只要诚实地劳动和创造，没有人能够贬低你的价值。那些轻视自己的工作，无法从中发现自身价值的人，无论是对自己，还是对公司，都是没有价值的。

工作本身没有贵贱之分，但是对于工作的态度却有高低之别。如果一个人轻视自己的工作，将它当成低贱的事情，那么伴随他的只有工作的艰辛、烦闷以及更多的压力，这样的话，工作自然也不会做好。

所以，无论是驱逐工作上的悲伤或是获取快乐，我们都需要从倾诉和沟通中得到正面的激励。那些充满乐观精神、积极上进的上班族做什么事都干劲十足、神情专注、心情愉快，善于创造机会、把握机会，一心想把任务完成得更加完美，他们爱工作就像爱自己一样。

对工作的不同态度，或充满激情，或不冷不热，或专注投入，或冷漠淡然，其最终的结果有着天壤之别。

所以，培养并保持自己对工作的热情，对提高职业素养至关重要。相信你从事的职业是理想的，热爱你的工作，你就会变得激情四射。

就像那些刚刚开始工作的上班族，自认为工作经验缺乏，为了弥补经验上的不足，常常早出晚归，就算是忙得没时间吃午饭依然很开心，因为工作有挑战性，感受也是全新的，压力自然也不在话下。每天精神饱满地去迎接工作的挑战，以最佳的精神状态去发挥自己的才能，充分发掘自己的潜能。

然而遗憾的是，对自己的工作和所从事的事业充满热情的人毕竟很少。调查研究显示，美国估计有82％的人视工作为苦经，而且迫不及待地想要摆脱工作的桎梏。

事实的确如此，很多上班族非常无奈地来到公司以后，无精打采地开始一天的工作。好不容易熬到下班，立刻就高兴起来，和朋友吃喝玩乐时不忘痛陈自己的工作有多乏味、多无聊、压力有多大等，如此周而复始。

这样的生活就犹如在混日子，对于一个上班族而言，只有充满热情才会在工作中产生积极性，没有热情只能产生惰性，惰性会使业绩落后，业绩不好，压力自然就会越来越大，这也是职业生涯中的一个规律。如果你在工作中把一件原本沉重的任务，想得轻松一些，并充满热情，不但自己的压力得到了释放，而且在一种轻松快乐的情绪下工作，会把工作做得更好。

　　总体来说，工作与你之间的关系就像一面镜子。你怎样对待工作，工作就会怎样对待你。如果你乐观地对待工作，工作就会让你快乐；如果你认为自己的工作很乏味，那你的这种厌恶心理和厌倦的念头，必然使你失败。乐观的、积极的、热忱的心态，才是上班族最应该拥有的心态。

第二节　要认真工作，更要学会释放压力

工作有压力，要学会轻松应对

如今，日益增加的压力是上班族身心疾病发生的根源。当人们遇上压力时，要么是迎面反击，要么是选择逃避。事实上，在与压力针锋相对的斗争中，我们的身心往往也会受到伤害。因此，对压力的有效管理是现代上班族需要密切关注的问题。

（1）生活要有规律。合理安排自己的工作和生活，做到生活有规律。要劳逸结合，应该注意保证睡眠时间和饮食规律，在工作之余给自己留点时间，做些自己感兴趣的事情，如打球、书法、绘画、音乐、烹饪、郊游等，都能使你紧张工作的大脑松弛下来，使你在接下来的工作中保持较高的工作效率。

（2）制定合理的目标。在制定一个目标时一定要根据个人的自身特点，因为每个人都有稳步发展的长处和短处，在选择目标时要注意扬长避短。另外，还要考虑到客观条件是否具备。如果条件不具备，通过多方面的努力仍不能达到目标，那么就应该分析一下这个目标对你是否合适。如果不合适，再努力下去只能是失败，这时你可以说一句"我尽力了"，适时地转移方向，重新设立目标。

（3）处理好工作中的问题。很多上班族之所以精神高度紧张，一方面是由于工作量过大、超过人体负荷引起的，另一方面也与自身处理问题的态度和方法有关。如众多上班族单纯地认为，只有拼命工作，才能获得加薪、晋升。还有的人对工作缺乏足够的信心，常常担心自己失业，或者被别人超越等。在工作方法上也有若干问题，比如工作不分轻重缓急、事无巨细、工作效率低下等。对于这些问题人们应该学会应用统筹的方法，以提高工作效率。在工作和生活上，应该有明确的界限，下班后就应该充分休息，而不应该还考虑工作。

（4）学会自我调节。要学会自我调节，放松自己的心情。比如，你可以积极地参加各种体育活动，下班在家中泡泡热水澡，与家人和朋友一起聊聊天，还可以利用各种方式宣泄自己压抑的情绪，等等。另外，工作时也可以进行放松，比如边工作边听音乐，与同事开开玩笑，在办公室里适当活动，还可以开窗远眺、深呼吸等，这些都有利于放松工作中的紧张情绪。

（5）不时地看心理医生。当你的压力过大时，你可以去寻求心理医生的帮助。如果你不能有效地调整自己的生活，心理医生通过心理治疗及药物治疗，能帮助你减轻痛苦的强度，缩短痛苦的时间，修正心理上的偏差，发挥你的潜力，重新寻求事业上的成功。

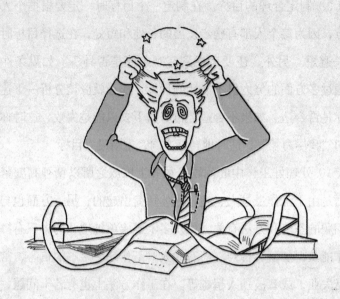

　　一旦你开始这么做之后，你就会发现，工作中的压力并非不能排解，而是你没有用对方法。只要很好地遵循上面这几条，你就能轻松地应对来自工作中的压力，工作效率也会大大提高。

无时不在的精神压力

　　对于上班族来说，精神压力是无时不在的，工作上的压力、房贷上的压力、养家的压力等让我们的精神备受煎熬。精神压力给我们的只是一种感觉，它是一种面对潜在危机时内心的不安全因素。不过，你可千万不要被它们吓倒了。精神压力没什么可怕的，我们每天都在面对，这些或大或小的压力迫使我们前进。

　　我们与外界进行信息交换，所获取的任何刺激都有可能带来压力。举个简单的例子，我们在早晨上班的时候遇到堵车，压力就来了，这个时候我们需要选择是继续坐在公交上等待，还是去坐地铁。我们必须对未知情况做出预期判断：待在车上（一会儿可能就不堵了），长时间的耐心付出（等的真是够久了），关键时刻的抉择（下车向地铁站跑去）。

实际上，每一个外界刺激的背后都是一个又一个目标和截止时间，外界会给我们不断的压力，工作和生活中一个一个小的时间节点，一个一个小的指标逐渐汇聚起来，就成为我们精神压力的主要来源。幸运的是，我们自己会不断地做出"接受—评估"的心理活动，然后采取相应的指标来化解压力。

那么，我们的大脑是如何通过精密的调节系统感知外界的刺激并做出相应判断的呢？科学家给出的答案是：大脑通过交感节后神经元和脑内肾上腺素能神经末梢合成和分泌了大量的去甲肾上腺素，并散布在整个身体里，大脑通过这些物质向身体传达指令，保持清醒和随时待命的状态，同时为了配合大脑的指令，肾上腺素也通过血液系统向身体注入了皮质醇激素，这是为了使身体在压力状态下保持正常的生理机能。

另外，体内的激素水平在一天内会呈现正常的波动周期。一般峰值出现在早晨，中午激素水平会大幅回落，之后的时间持续一个缓慢的下降趋势，从而使身体能够顺利地化解工作中遇到的各种压力，使我们进入到平稳安静的环境中。

由此可见，身体对压力的承受能力是巨大的，纵使上班族每天都被压力包围着，我们依旧有足够的力量和方法来化解，对待压力我们只需从容就好。

做压力的主人，而不是奴隶

不仅仅是上班族，任何人在工作和生活中或多或少都会有一些压力。想想我们曲折的人生道路，升学、就业、跳槽，从偏远的乡村走向繁华的都市，我们的每一步都是在压力下走过的。没有压力，我们的生活也许会是另外一个模样。

在生活中，很多上班族在做一件事之前都有这样的感觉："我能行吗？有那么多比我强的人呢。"这些人都因此而失去了一些重要的机会。其实，无数个人经验表明，你具有自己所不知的巨大潜能，而挖掘自我潜能的过程正是自我完善的过程。做一个善于挖掘自我潜能的人吧！因为潜能一旦被激发出来，其作用是非常巨大的。

人往往是在某种巨大压力的驱使下，才能使自己的体力和耐力达到正常情况下绝不能达到的程度。一个人只要相信并在面临压力时开发自己的巨大潜能，就会具有超凡的智慧和强大的精神力量。

可见，人人都需要压力，只有压力来临，才能够有效地发挥潜能。

需要压力固然重要，但当压力来临必须用一颗平常的心对待。

因为内心的平静才能帮助你有效地发挥压力的作用，将其转化为动力。内心的压力和限制创造的环境，对创造性的发挥妨碍最大。而内心平静能够使人坦然面对压力，内在和外在都会变得更美丽。

进步来自于适当的压力。现如今的企业竞争总是残酷无情的，如果不能年年增强韧性与弹性，就会遭遇淘汰的命运。而上班族要想在人才竞争中获胜，在身心和能力方面精益求精，就必须与压力结下不解之缘。

学会与压力和平共处

在充满竞争的都市里，每个上班族或多或少都会遇到各种压力。不过，你要知道压力可以成为阻力，也可以变为动力，就看你如何去运用。社会是在不断进步的，人也是不进则退。所以当遇到压力时，明智的办法是采取一种比较积极的态度——与压力和平共处。因此，我们必须学会以下原则。

（1）建立自己的"保护伞"。任何时候，家人和朋友都是帮你缓解压力的最坚强的后盾和最牢靠的"保护伞"。朋友们发自内心的关心和问候会让你觉得在这个世界上，不管发生了什么事，你都不会感到孤独。因此，平时建立一个自己的"保护伞"很重要，当你面临压力的时候，你就不会独自烦恼了。

（2）把工作与生活隔离。上班族要学会区别班上、班下所扮演的角色。身着职业装时是一个职业角色，回家换上便装就是其他社会角色，平时要将工作中的不良情绪与自己的现实生活隔离开，不能整天都想着工作，要学会平衡自己的生活，给家庭、朋友、兴趣增加一点儿空间。

（3）换位思考。很多上班族的某些压力实际上是来自不愉快的人际关系，基于不同角度人们看问题的方法不同，建议这些人在工作中无论发生了多么不愉快的事情，事过之后，不妨换个角度为上级想一想，替下属考虑考虑，自己内心的感受就会发生明显的变化，或许留下的不仅仅是愤怒、郁闷和恼火吧！

（4）多吃一些抗压食物。下班回到家中，可以找一些抗压食物来调节自己的心理。含较多B族维生素的食物可以帮助你提神，如糙米、燕麦、全麦、瘦猪肉、牛奶、蔬菜等；含硒较多的食物可以增强你的抗压能力，如大蒜、洋葱、海鲜类、五谷类食物等。

说到底，快乐的真谛就是找到困扰你的压力，学会与它和平共处。你可以带着压力来一次快乐的旅行，此时的你会发现，原来生活也可以这么美！

男性上班族释放压力有方法

男性上班族往往为了自己的事业而"压力山大"，他们经验丰富、责任心强、吃苦耐劳、任劳任怨。什么事情都放不下，样样事情都想亲力亲为。无论是在工作上，还是在生活中，他们都扮演着"顶梁柱"的角色。怕下属做事经验不足，不能独当一面；怕助手太年轻，办事考虑不周；怕父母年岁太大，怕孩子岁数太小，等等。

他们认为只有自己肩膀硬、靠得住，什么事情都自己干才好。最后却落得个力不从心、手足无措、焦头烂额、心力交瘁的结果。在心理学家看来，这种疲劳既是一种生理现象，在某些时候又是一种疾病乃至严重疾病的报警信号。

一旦你有这些表现，就说明你心理疲劳了。比如，早晨起床后浑身无力、四肢沉重、心情抑郁；学习和工作时感觉没劲，效率低下；容易感情冲动、神经过敏、爱生气；眼睛容易疲劳，视力迟钝；全身感觉不舒服，眩晕头痛、背酸、恶心等；困乏但又失眠；没有食欲、挑食、口味变化快等。

因此，男性上班族解除心理疲劳势在必行。你可以这样做：使生活规律化，饮食营养要合理搭配，工作上劳逸结合，保持精神愉快，业余时间进行适当的锻炼与娱乐，尤其要戒除吸烟、酗酒以及不良嗜好，改变没有规律的生活习惯。

这里强调一下，解除心理疲劳最有效的办法是学会放松，放松可以降低紧张和焦虑情绪，提高脑力劳动的效率，增强抗疲劳能力。

比如，选择一个空气清新、幽静的环境，暂时有意识地放下日常工作，活动身上的一些大的关节与肌肉，动作不需要规范但一定要速度均匀、缓慢，直至关节放开、肌肉放松。保持呼吸自然、流畅，并达到在悠然自得中忘掉呼吸的境界；集中注意力，把意念归于某一对象或有意识地注意放松到整个身体，从而达到一种清静的清醒状态，想象一些美好的事情，以达到忘我的境界，这是调节心理、战胜心理疲劳很有效的方法。

第三节　谁都有情绪，学会克制才能快乐

发泄解决不了任何问题

很多时候，我们会因为没睡好觉而情绪不好，饭菜不可口却不得不吃，拥堵的交通、同事的打趣、上司的责备……这一切似乎都和你过不去，你觉得生活完全乱了套。很快，你的心里就会升起一股无名火。这种愤怒的情绪会一直跟随着你，你也很有可能在接下来的一天里为一点小事而大发脾气。

但是，发怒解决不了任何问题，它不但会让你的健康受到损害，而且也严重伤害你与同事或朋友之间的感情。那么，怎样使自己不发怒呢？归纳起来有以下几种方法。

（1）克服好胜心，不要总认为自己什么都对，不要拿别人的长

处与自己的短处相比，也不要拿自己的长处去比别人的短处，做到大事讲原则，小事讲风格。

（2）学会控制。这是一种主动的意识控制，主要是用自己的道德修养和意志修养来缓解、降低愤怒的情绪。不过，控制并非易事，你必须在平时多加练习。

（3）转移注意力。当受到不良刺激时，大脑会产生强烈的兴奋，这时如果主动地在大脑皮层里建立另外一个兴奋点，用它去抵消或削弱引起发怒的兴奋，就会使怒气平息。比如，你可以培养多种爱好，如练习书法、绘画、阅读健康的小说，以提高情趣、消除忧虑。也可以进行某种劳动或运动，去除一时的不愉快心情，如浇花、钓鱼、下棋、散步等。

（4）适当地回避。遇到能让人发怒的刺激时，应当力求避开，眼不见、心不烦。比如，遇到难缠的同事，可以适当地减少与其正面接触的机会。

（5）多进行沟通。沟通可将心头的怒火发泄出去，如找博学多识的朋友，对某件令自己愤怒的事进行宣泄，即使过火也没有关系。朋友会对你进行劝导，从而使你的怒火得到化解，甚至可以引导你从另一个角度看待同一个问题或同一个人，从而改变你的某种看法。

另外，当我们要发泄怒气时，在心里默念"不要发火，息怒、息怒"也会达到一定的效果，你可不要小看了这种心理暗示。

克制一瞬间的"怒不可遏"

我们都有过这种体会，在遇到一定的刺激时会突然把愤怒爆发出来，这往往会造成一定的破坏。我们的情绪就好比弹簧，如果长期的压抑，一旦释放出来，就会成为一种暴怒。应对这种愤怒的情绪，最好的办法就是让它自行慢慢地消失。研究发现，一个人的暴怒不会超过12秒，但这并不意味着，我们真的可以放任不管。

暴怒之下，体内多种激素的释放量倍增，导致血管痉挛、血压升高、心率加快、耗氧量增加，可以诱发心绞痛、心肌梗死、心律失常、脑血管破裂等疾病发生。一怒之下造成毙命或伤残者不计其数。那么，能不能改掉这暴躁的脾气呢？下面介绍几种息怒、制怒的方法。

（1）胸怀大度，宽以待人。这是预防发怒的基础。"激怒"是气度过小的表现，或者是过于自信、过于主观的反映。如果一个人能正确地认识自己，恰当地估计个人的作用，他就不会处处盛气凌人，遇事就怒气冲冲了。得理能让人，才显示出一个人的胸襟与度量。

（2）善于避开激惹。任何情绪变化，都与"激惹"因素有关。不顺心的事，工作中的挫折，外人的误解、讥讽、诽谤等都是激惹因素。聪明者，对此最好采取视而不见、听而不闻的态度。郑板桥"难得糊涂"的处世哲学，用在这里最为恰当。

（3）退一步风平浪静。脾气暴躁的人最喜欢钻牛角尖，认准一个死理儿不放，越想心越窄，最后非发作不可。实际上，世上的事都有其两面性，有其利必有其弊。如果遇到一触即发的情况，你后退一步想，就会是另一番天地。这时需要运用"好事能变坏事，坏事也能变好事"的哲理去处理你面对的问题。

（4）愤怒宣泄不宜遏。我们并不提倡无原则地忍受压抑。"怒不可遏"一词，除了形容暴怒的程度之外，还说明了一个深刻的道理：已经激发起来的怒气，只可疏泄化解，不可遏制压抑。发怒时激素大增，代谢旺盛，会产生极大的能量，只有将其消耗了，才不致积郁成疾。对此，你可以去找亲朋好友倾诉一番，甚至大哭一场，或去参加体力劳动或体育运动，这都是消耗能量、化解愤怒的最好方法。

（5）因势利导，引怒火升华。这是息怒泄愤的最高方式。人常说"非争口气不可""憋着一口气干事业"，都是说把狭隘的怒气化为奋发向上的动力，变成刻苦钻研、坚韧不拔的毅力。古往今来，许许多多的名人志士就是由此而走上成功之路的。

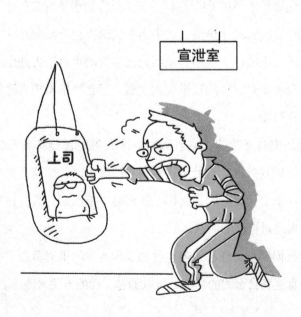

愤怒容易让人失去理智，上班族只有通过以上的方法，尽量把工作中产生的愤怒情绪遏制住，才能在解决任何重大问题时，保持脉搏平缓、心平气和、头脑冷静，才不会犯下不必要的错误。

犯不着跟自己发脾气

当我们没能完成任务或者工作做得不够好的时候，总会有一些自责情绪，这是很多上班族都会有的情绪，只要自己犯了一点小毛病，就开始自我检讨。即便过了很长时间，也仍然会将其深深地印在脑海里。那么，这种过于自责的心态是怎么形成的呢？

小时候几乎每个人，都会因为做错事而被父母责怪过。但有时，父母责怪孩子时没有把事和人分开，比如他们会说："你又把花瓶给摔碎了，你真是个坏孩子!"这样，孩子就会把事情与自己的价值联系起来，觉得自己做错了事情，就不再有价值。也有的父母并没有这样讲，但孩子会很敏感，能够感觉到自己所做的事给别人造成的伤害，于是开始自责。当这样的孩子长大之后，就会特别希望自己做的每件事情都没有瑕疵。

自责是相当痛苦的，它意味着一个人每时每刻都要和自己做敌人，不断地自我批评。当处于这种内心冲突中时，他就会把很多精力放在自我斗争上，更会因为害怕犯错而缩手缩脚。其实，自责也是一种愤怒：自己对自己的愤怒。

虽然我们要有责任心，但也没必要为所有的事情负责，如果我们发现自己有这种自责式的愤怒，可以通过下面的方法来改善。

（1）容许自己犯错误，容许自己把一件事情做得不那么完美。每个人都有自己不擅长的地方，给自己一些时间去学习。把生命看作一个过程，和自己比较而不和别人比较，今天比昨天进步一点儿，明天比今天进步一点儿，那就是成功。哪怕暂时还不够好，哪怕自己和别人比还差得很远，都没有关系，因为学习是需要时间的。

（2）质问自己。每当要怪罪自己的时候，要更强硬地质问自己，这件事完全是自己的责任吗？然后再质问自己，理由足够充分么？正确认识错误所在，把无关自己的责任卸下，我们才能生活得更轻松。

（3）提高自己的信心。仔细想想自己的优点，甚至把它们一一罗列出来，以此来提升自己的信心。找回自信是避免过度自责的关键，没有自信大多是因为害怕承担的后果，而大部分人是为了害怕而害怕，不去想后果到底是什么。只有想到了最坏的结果，你才有足够的自信。

所谓"金无足赤，人无完人"，每个人都有自己的长处和短处，我们没有必要总是抓着自己的短处不放，犯了错误认真改正就是了，适时地对自己宽容一点儿，又有什么不好呢？

愤怒影响着职场升迁

愤怒会影响身体与精神的健康，我们已经有所了解。另外，愤怒还影响着职场的升迁，上班族如果不想因为愤怒而丢掉工作，就不得不注意。

耶鲁大学管理学院组织行为学家维多利亚·L·布莱斯科尔做了

一个实验。他邀请了许多拥有多年工作经验的志愿者观看一段面试的录像。录像中只有一名男性或女性面试者出现，在向镜头外的面试官讲述一件并不愉快的事：某次与同事合作，丢掉了一个重要的客户。

录像中的面试者可能会说他/她很悲伤，也可能会说是他/她很愤怒。观看完录像，参加实验的志愿者们需要评定录像中的面试者能力，并决定给面试者多大程度的权力与地位，以及给他们多少年薪。

在这个实验中，表达愤怒的男性面试者最有优势，他们得到的能力评价，被给予的职位和薪水都高于表达悲伤的男性。而对女性来说，结果却恰恰相反。表达愤怒的女性面试者被认为是缺乏自控力的，因而比表达悲伤的女性得到的职位和评价都低。

研究给出的解释是，人们对某人的能力进行评价时，往往会潜移默化地与性格挂钩。

对于男性，大多数人认为男人有泪不轻弹，如果一个男性表现出悲伤，就会被人看不起，他的能力也会被否定；而女人常被认为是不好斗的、柔美的，如果女性在职场上表现出愤怒，就会被人认为是格格不入。不过，这些只适合职场中的中下层人员，对于高层管理来说，过度的示强和示弱都是不好的。

第四章
午时休息，莫让片刻的
时光流逝

午时是指11:00~13:00，日中，又名日正、中午等。当然，大多数上班族只有一个小时或一个半小时的午休，在这么短的时间里，要完成吃饭和睡午觉这两件事，时间是非常紧迫的，所以即便是片刻的时间也不要耽误。

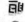
子(23:00~1:00)
胆

亥(21:00~23:00)
三焦

丑(1:00~3:00)
肝

戌(19:00~21:00)
心包

寅(3:00~5:00)
肺

酉(17:00~19:00)
肾

卯(5:00~7:00)
大肠

申(15:00~17:00)
膀胱

辰(7:00~9:00)
胃

未(13:00~15:00)
小肠

巳(9:00~11:00)
脾

午(11:00~13:00)
心

第一节　午时心经当令，午休养神很重要

午时心经当令，养生宜静心小憩

　　午时心经气血充盈，心经旺，有利于周身血液循环，心火生胃土有利于消化。同时，心主血脉和神智，如果血脉运行有障碍，就会引起急躁失眠、口舌生疮等问题。所以，上班族午时要很好地调养心血，疏通血脉。

　　中医讲"心者，君主之官也，神明出焉"。什么意思呢？也就是说心是五脏之首，是人体的君主，主管着人的精神、意志。心主血脉，配合其脏腑的功能活动，推动血液输送至全身；心藏神，统管全身的精神、意识和思维活动，所以，午时养心对下午有一个良好的工作状态非常重要。

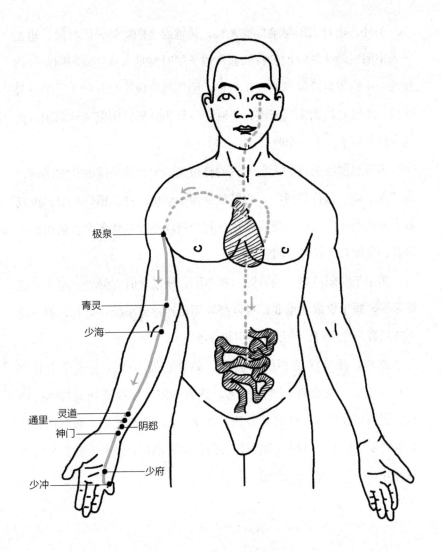

极泉

青灵

少海

通里　灵道

神门　阴郄

少冲　少府

心经穴位：心经共有9个穴位，其中8个穴位分布在上肢掌面尺侧，1个穴位在腋窝处。首穴为极泉，末穴为少冲。

心经循行：心经循行起于腋窝下的极泉穴。从胸走手，沿上肢内侧后缘，下行至肘窝内侧。抵达于手掌后，进入手掌内侧后缘，至小指末端，止于小指桡侧指甲旁的少冲穴。

另外，午时太阳与地面成90°，是地面上阴影最短的时候，也是一天中阳气最盛的时候。我们通常讲子午时刻是人体气血阴阳交替转换的一个临界点。以气的变化来说，阳气是半夜子时开始生，午时最旺盛，午时过后则阴气渐盛，子时阴气最为旺盛，所以人体阴阳气血的交换是在子、午两个时辰。

人体也要注重这种天地之气的转换点。主血脉功能的正常运转，则"人心动，血行诸经"，心脏就会像永动机一样，循环往复，推动着血液在经脉内运行，使血液运行到全身以滋养身体各个脏腑组织的器官，发挥其营养和滋润的作用。

由于午时阳气盛，动养阳，静养阴，所以此时宜静养。对于上班族来说，睡午觉最为重要，可以静卧闭目养神或小睡一会儿，但午睡不宜超过一个小时，否则容易引起失眠。

此外，还要注意心经的通畅。如果心经不畅，人体在午时就会有反应，轻则会有一种煎熬感，感觉胸闷、呼吸不畅或耳鸣、声哑，重则夜晚难以入睡，且多梦、盗汗、心里惶恐不安，总好像有什么事要发生似的。此时要照顾好心经，适时地在心经上实施揉按会大有好处。

午时小憩，有助于消心火

中医有句话说"子时大睡，午时小憩"。《黄帝内经》也讲"阳气尽则卧，阴气尽则寐"。子时（23:00～1:00）阴气最盛，阳气初生，所以要"大睡"，午时（11:00～13:00）阳气最盛，阴气初生，阴长阳消，所以"小憩"即可。

由此可见，子时和午时都要注重休息。古人就把睡"子午觉"当作"盗天地之生机"，子时、午时是天地阴阳交替的时间，是养生的关键时期。人体在此时适当休息，可以让身体进行自我调整，协调脏腑关系，恢复体内元气。

同时，心属火，为阳中之阳。如果心火过旺，上班族就容易出现口腔溃疡、心情烦躁、失眠等症状。最简单、有效的调理办法就是午睡。每天中午午睡半小时左右，心火就会慢慢地降下去。

另外，"动生阳，静生阴"，午时又是阴气初生的时候，此时睡会儿觉也特别有利于培养阴气。因此，午睡既可养阴又能养血，阴血养好了，心火之热就会不战而败。

尤其是在夏季，上班族更需要午睡。夏季属火，暑气一旦进到人体，就很容易出现心火旺的症状。夏季由于天气炎热，身体为了散热就要大量地出汗。汗为心之液，来自于血。如果出汗太多，就会伤阴、伤血，引起血燥火旺之症。所以，我们适当午睡让身体静养一会儿，减少活动，防止汗液的过度排泄，有利于敛汗养血，以达到养阴、平心、降火的目的。

休息是为了更好地工作

现代人的生活节奏快，工作压力大，造成作息时间不规律，逐渐出现各种睡眠问题，要么入睡困难，要么多梦，要么半夜醒来睡不着。对于这类情况，如果不将作息时间调整到正常状态，只能是治标不治本，效果不理想。上班族该如何作息呢？古人的答案是：日出而作，日落而息。

"作"，会意，从人，从乍。人突然站起为作；乍象，形，像张开的一只手。"作"是人处在动的状态，肢体动起来，就要消耗气血和能量。比如"劳作"，"劳"的繁体字写作"勞"，火是能量，因此从字面理解，劳作是消耗能量的。我们需要通过饮食和休息来补充、恢复这种消耗。

"息"是什么？我们借助"休息"这个词来看，"休"，从人，从木，人靠着树，停下手中的活小歇一下，叫作"休"，比如"午休"的时间就比较短。

而"息"从心，从自。"自"指的是"自身"，"自"和"心"合起来的意思是"心上只有自身"，意思是把工作从心里面彻底放下，从而把注意力放在自身上，养精蓄锐。

可见，"息"与"作"相对应，指停下来不动。"作"代表动，"息"表示的就是静。一动一静，就是阴阳之道。

"休息"很显然是通过睡觉、静养的过程，使我们在工作中消耗掉的精神和体力得到增加，重新恢复精力充沛的状态。因为每个人的精力是有限的，不可能长时间保持良好的工作状态，所谓文武之道，一张一弛。如果长时间处于紧张的工作状态，人会非常疲惫，工作效率也会降低，更不利于工作。

所以，午休是非常必要的。不过，完整意义上的休息不仅指体力上的休息，还包括精神上的放松。午睡的时候要把工作这根弦放松下来，让身体和心理都得到充分的休息和解压，才有可能带着更清醒的头脑和充沛的精力投入到下午的工作中去。

10分钟，也能打造优质午睡

实验证明，仅仅午睡10分钟，就能使人保持2小时以上的精神活跃；午睡30分钟，能提高警觉性，效果堪比喝咖啡。午睡的效果真有这么好吗？对于短暂的午休时间，上班族该如何利用短短的10分钟来打造一个完美的小憩呢？

首先，我们要了解的是，午睡时间因人而异。它主要取决于睡觉时间的长短和睡眠的质量。比如，习惯于晚睡早起或者多梦易醒的人，午睡时间需要更长些；而对于起居规律正常的人来说，午休时间则可以短一些。

午后打盹是人类天性的一部分，因此，不管你睡眠如何规律，都会或多或少地出现困乏的情况，所以午睡是必需的，而且尽量早点睡，即便是10分钟也能起到很好的作用。午睡的时候尤其要注意以下事项：

（1）午睡10分钟就够了。有学者通过对不同时长午睡的效果进行对比研究发现，对大多数人而言，午睡10分钟效果就很不错，如果时间过长，反而会导致醒后大脑迟钝。

（2）睡前设好闹钟。一般来说，午睡的时间都比较短，如果没有设定好闹钟，则很容易睡过头。因为你会始终担心害怕睡过头，从而导致难以入睡。而如果设定好闹钟的话，你的这个担忧就会消除，那样，你就能睡个香甜的午觉了。

（3）听听催眠曲。如果想快速地进入梦乡，午睡的环境也不可忽视，最好找一个比较暗并且又安静的场所。如果还是难以入睡的话，可以戴上眼罩、耳塞或者听一些海浪声、风声、轻音乐等来排除干扰。

（4）睡前喝杯咖啡。不用担心咖啡会让你睡不着，事实上，咖啡因需要约20分钟才能起效。因此，午睡前喝一杯咖啡，醒来时咖啡正好开始发挥提神功效，会让人感到加倍神清气爽。

大多数上班族午休时间只有短短的一个小时，除去吃饭的时间，剩下的午睡时间是非常有限的，基本上只能睡上十几分钟。不过，可别小瞧了这点儿时间，即便是你没有睡着，闭着眼休息了10分钟，睁开眼之后也会觉得整个世界明亮了许多。

科学午睡，益处多多

美国加州心理学家、《午睡吧！改变你的生活》一书的作者萨拉·布雷克里博士表示，午睡不用花一分钱，也无任何副作用，可谓是最便宜、安全的"保健法"。那么，科学地午睡能给上班族带来哪些益处呢？

（1）降低心脏疾病的风险。一项研究发现，经常午睡可降低心脏病的风险。每周至少午睡3次，每次至少30分钟，可以使冠心病死亡危险降低37%。因为午睡可以舒缓心血管系统，降低身体的紧张度。另外，午睡还有助于身体更好地消化处理碳水化合物，令体内激素保持平衡。多项研究发现，20分钟的午睡比早上多睡20分钟的休息效果更好。

（2）激发创造力，提高工作效率。你或许有过这样的感觉：工作时间一长，脑子就不够用了，甚至看似简单的问题也找不出解决办法。然而，短短的午睡之后，紧张的神经得到放松，大脑运作恢复正常，思路全面打开，就能迅速走出工作僵局。这表明，午睡是"身心充电"的极佳方式，它可以激发创造力，提高工作效率。

（3）提高学习效率和记忆力。科学研究发现，大脑核磁共振成像扫描结果显示，午睡60～90分钟的参试者更可能获得高质量的睡眠。睡眠中，大脑能更好地处理和重组信息，从而巩固已学的知识，腾出更多空间存储新信息。通过对学习效率及记忆力的测试结果进行对比也发现，与不午睡的人相比，午睡者的得分相对更高。

（4）午睡后开车更安全。研究发现，与每天保证7～8小时睡眠的人相比，每天睡眠不足6小时的人发生车祸的危险会增加3倍，而午睡可以使车祸危险大大降低。原因是午睡可以让人变得更有耐心，压力更小，更少在行车中出现愤怒情绪。另外，午睡后，人的反应也更迅速。

（5）振奋情绪，赶走抑郁。美国哈佛大学心理学家发现，午睡可改善心情，降低紧张度，缓解压力。美国斯坦福大学医学院的一项研究发现，每天午睡还可有效赶走抑郁情绪。上班族通过午睡可以把上午的不快通通忘掉，愉快地投入到下午的工作当中。

总之，短时间午睡对身体有利，午睡时间最好控制在半小时以内。对身体和心智进行训练，以养成小睡后苏醒的习惯，将获得午睡的最大好处。

午休趴着睡，对身体伤害大

一般情况下，上班族都会在午餐后进行午睡。值得注意的是，午餐最好不要吃得太过油腻，也不要吃得太饱。因为吃得太饱、太油腻，会增加我们血液的黏稠度，增加消化负担，对午睡质量会产生影响。此外，最好不要午餐后立即入睡，可以稍等十几分钟。餐后进行一个简单的散步，然后再去午睡，这样才更健康。

另外，在办公室里，经常有人趴在桌子上午睡，睡得口水直流，醒后伸伸懒腰，拍打发麻的胳膊。有时候，还看到一些人睡醒后，站不起来了。对于这些现象，有些人不会在意，以为只要活动下就没事了。但是，医生提醒我们，趴在桌子上午睡对人体健康会有一定的不良影响。

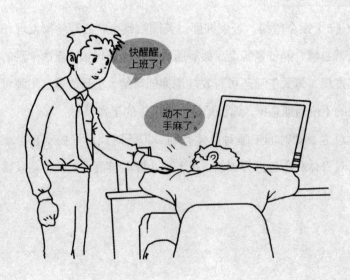

（1）易着凉。人在睡熟之后，全身基础代谢减慢，体温调节功能亦随之下降，导致机体抵抗力降低。全身毛孔都处于张开状态，如果不注意保暖，醒来后，往往会出现鼻塞、头晕等症状。

（2）影响消化。一般人午饭都吃得较多，而消化掉这些食物大约需要3个小时。如果吃完午饭后立刻趴在桌子上睡午觉，胃的消化功能很容易受到影响，造成胃部的胀气。

（3）影响呼吸。由于趴着睡使身体弯曲度增加，导致呼吸不通畅，胸廓也不能很好地舒展，体内氧气供应自然会不充足。

（4）易患神经麻痹。长期压迫手臂和脸部，会影响正常血液循环和神经传导，使两臂、脸部发麻甚至感到酸痛，如果不加以注意，时间长了会演变成局部性神经麻痹或使脸部变形。

（5）易使眼睛受伤。趴在桌子上睡觉时眼球会受到压迫，睡后通常会出现暂时性的视力模糊。如果长时间这样，会造成眼压过高，视力受损，久而久之会使眼球胀大、眼轴增长，形成高度近视，同时也容易增加青光眼的发病率。

因此，上班族如果有条件的话，最好采取正常的睡眠姿势为好，平躺仰卧或侧卧都可以，最好垫上枕头，以减少对心脏的压力。而没有条件躺着午睡的上班族们，不妨准备一个U形枕，午睡的时候套在脖子上，然后靠在椅背上，让自己处于一个比较放松自然的状态入睡，使身体得到休息。

第二节　午餐承上启下，吃好了事半功倍

上班族午餐，科学搭配营养好

上班族忙碌了一上午，到中午的时候已经饥肠辘辘了，哪还有心思考虑到营养素的摄入，很有大快朵颐、吃得尽兴的态势。但是，想吃是一回事，吃得合理是另一回事，任何时候都不能忘了这一点。其实，午餐只要掌握了以下搭配原则，就能吃得健康。

（1）干稀搭配。午餐中米饭、糕点、炒面、炒粉等属于干食，应该再配上一些汤才合理，比如菠菜鸡蛋汤、西红柿鸡蛋汤等。

（2）粗细相间。米面加工得越白越精细，营养价值越差。因此，要适当搭配小米、全麦、燕麦、糙米、苦荞麦等粗粮。多吃粗粮有助于预防便秘、糖尿病等，还有助于减肥。

（3）颜色兼顾。根据中医理论，食物是分颜色的，颜色不同，其所含的营养亦有所不同。食物的颜色一般有五种，白、红、绿、黑和黄色。各种颜色的代表食物，如米、面、牛奶等属于白色，番茄、大枣、红葡萄酒及肉类等属于红色，绿叶蔬菜等属于绿色，黑豆、黑米、黑芝麻等属于黑色，柑橘、米糠、大豆、胡萝卜等属于黄色。

午餐食物最好是各种颜色俱全，但也要有所兼顾，不要光吃单一颜色的食物。

另外，食物中有的吃皮，有的吃肉，有些人出于习惯，吃肉时扔掉皮，吃皮时扔掉肉。但是像小蜜橘、大枣、花生米等要连肉带皮一起吃，营养价值才更高。

（4）荤素搭配。荤类食物可以很好地提供蛋白质，素食则能够提供膳食纤维和维生素。所以，上班族的午餐最好是荤素都有，不要长期地吃荤食或素食，否则容易造成营养不均衡。

上班族虽然工作忙，但一定要尽量定时定量吃饭，不能无规律，更要做到合理的营养均衡。每顿饭里都不能缺少主食、蔬菜和肉类。只有搭配合理，才能补充工作中消耗的能量。

让你受益匪浅的午餐好习惯

上班族的午餐很关键，它不但要补充我们上午消耗的能量，还要为下午紧张忙碌的工作打好基础，起着承上启下的作用。因此，午餐不可随随便便地应付，养成良好的用餐习惯非常重要。我们可以从以下几个方面做起。

（1）尽量不吃快餐盒饭。上班族为了方便，大都以快餐食品或盒饭为主，但是快餐食品品种单一，而且以煎炸为多，不仅营养不全面，还含有很多有害物质。盒饭的种类虽然较多，但是烹制方法不科学，而且很少有最新鲜的荤菜和素菜。

（2）吃饭要细嚼慢咽。上班族中午吃饭时间很短，只有一个小时左右。有些人为了充分利用时间，在吃午餐时狼吞虎咽，以求速战速决。但是，吃饭求速度会使食物得不到充分咀嚼，不利于消化吸收，而且还会加重胃肠道的负担，减缓胃肠道的消化吸收过程，如此一来，肯定会影响下午的工作效率。

（3）尽量按时吃午餐。上班族由于工作性质不同，午餐时间不固定，一些人不能按时吃午餐，有事的时候甚至拖到下午才吃。正因为如此，这些人才会患上各种各样的胃病。科学的午餐时间一般在中午的11:00～13:00之间最好。尽量养成能在每天中午的时间吃午餐，这样就会使胃肠道的功能正常发挥。

（4）为了减肥不吃午餐不可取。人体在中午和下午消耗的能量最多，而吃午餐是为下午提供能量的保证。如果不吃午餐，会导致能量供应不足、身体机能反应慢、肠胃不适，也很容易增加晚餐暴饮暴食的概率，使体重更容易增加。对于想减肥的上班族来说，午餐吃八分饱，既可以保证能量摄取，又不会延长大脑处于缺血、缺氧状态的时间，能保证下午的工作效率。

如果公司没有餐厅，也没有配套餐，可以在公司附近找几家既卫生又可口的小饭店。方法是每家吃一遍，直到找到最理想的为止，不要因为怕麻烦而糊弄自己的胃。也可以向别人打听，听听他们的介绍或者用餐感受，从中选择卫生环境好的用餐之地。

午餐不可太随便，谨记健康隐患

午餐和身体健康息息相关，上班族如果不重视，疾病很可能不请自来。可令人头疼的是，广大的上班族们，往往在公司身不由己，工作午餐的天时、地利、人和，样样不能如意。难道工作和健康真的不能两全？其实，未必如此。

如果把人体每日需要的热能和营养素合理地分配到一日三餐中去，那么，午餐应占35%～40%，这样才能满足人体的生理和工作需要。但是，上班族由于工作忙、时间紧，解决午餐难免就成了一个难题。

很多上班族对午餐的态度越来越随意，有的选择外卖盒饭，有的选择吃单位的工作午餐或自带便餐，有的选择洋快餐，还有小部分人为了保持身材，干脆不吃午餐。可想而知，上班族随心所欲地吃午餐会给他们的健康带来多少隐患。

（1）精力不济。现代上班族遭遇脑力、体力双重重压，经过一上午的辛苦工作，中午如果只凑合着吃顿没有营养的午餐，下午的工作精力肯定会大打折扣。

（2）食欲减退。很多人不是忙得没了食欲，而是午餐的"游击战"让这些人丧失了胃口。每天到了吃饭时间却提不起兴趣。

（3）容易肥胖。一些上班族午餐如果没有得到好的照顾，通常会保留到晚餐时恶补。晚餐吃得太好，再加上运动少、睡得早，食物经过一晚上的囤积，就容易导致身体发胖。

（4）导致胃病。很多人工作几年后，胃就不知不觉出了问题。多数人认为这是因为自己的社交应酬多，饮酒过量造成的。其实不然，午餐的马虎和不规律也是造成胃病的主要原因之一。

午餐多吃素，下午精神好

很多人喜欢在午餐时吃含糖和含脂肪量高的食物，比如炸薯条、汉堡包、炸鸡等快餐食品。然而，这些食物会刺激胰岛素和胆汁分泌，使人体内脏不堪重负，并降低血液带氧能力，导致脑部含氧量减少，让人容易产生疲倦感，工作时精力难以集中。

要想下午不犯困、精力充沛，多吃点儿素食是最理想的。以素食为午餐对上班族来说具有诸多好处。

（1）能降低胆固醇含量。素食者血液中所含的胆固醇永远比肉食者少。如果血液中的胆固醇含量太多，往往会造成血管阻塞，成为高血压、心脏病等病症的主因。

（2）能减轻肾脏负担，同时又不减少蛋白质的摄入量，因此素食对于肾功能弱的人来说特别有益。

（3）减少体内毒素堆积。素食非常容易被消化和吸收；荤食在胃中则不易被消化，甚至进到大肠时尚有大部分未被消化或只是一半被消化，因此肉食在大肠中腐化极盛，且多带毒性，对人体有害。

（4）预防肠癌素食中含有的大量纤维素，能刺激肠道蠕动加快，利于通便，使粪便中的有害物质及时排出，减少有害物质对肠壁的损害，因而还可有效地预防直肠癌和结肠癌。

（5）可以保证头脑清晰、思维敏锐。一些绿色高纤维蔬菜，比如辣椒、胡萝卜、菠菜，可确保脑细胞获得充足的营养，让人整个下午精神抖擞。还可适量喝些鲜果汁、牛奶或豆浆，这些可使人反应灵活、思维敏捷。

需要注意的是，午餐前不宜饮果汁。美国耶鲁大学的研究结果表明，午餐前半小时喝果汁，平均要比那些餐前不吃东西或是只喝可乐、咖啡、汽水的人少吃进30%的热量。因此，午餐前饮用果汁来充饥，会让人在午餐时少吃主食，失去午餐中所获取的营养。

虽然午餐吃素可以提神，但是吃得不对也是有害的。吃素食时不推荐太复杂的加工程序，要多食用新鲜蔬菜，油一定要适量。另外，要选择一些粗糙的食材，经常更换米的种类，偶尔吃点儿糙米，或在米饭内加五谷、燕麦等，使素食更丰富。

自带午餐，吃得健康有讲究

坐公交、乘地铁的时候，总能看到有些年轻时尚的上班族手里拎着一个精巧的便当饭盒，这些人就是自带饭菜一族。早上把做好的饭菜装在饭盒里，带到办公室放在冰箱里，中午用公司配备的微波炉加热，不回家也可以吃到可口的"私房菜"。

我们知道，午餐为我们提供了每天所消耗能量的40%左右，因此是一天中最重要的一顿饭。带饭除了保证卫生之外，最重要的是可以自己搭配，使营养更为丰富。那么，自带午餐要注意哪些事项呢？

首先，要想保证午餐能提供充分的能量，含蛋白质、维生素和矿物质的食物必不可少。米饭是最好的主食，蔬菜中，丝瓜、藕等含纤维素较多。除此之外，还可选择芹菜、蘑菇、萝卜等。另外，注意要带的蔬菜在烹调时炒至七分熟就行，以防在用微波炉加热时进一步破坏其营养成分。荤菜尽量选择含脂肪少的，如牛肉、鸡肉等。

其次，带饭虽然很方便，但是它也有很大的不足，那就是经过一上午的时间，食物中的营养成分流失比较严重，气温高时还容易变质。另外，各种绿叶蔬菜都含有不同量的硝酸盐，如果烹饪方法不当或放的时间过长，不仅蔬菜会发黄、变味，硝酸盐还会被细菌还原成有毒的亚硝酸盐，人吃了含有亚硝酸盐的食物后有可能出现不同程度的中毒症状。更不要带隔夜的剩饭剩菜，因为它们最容易变质，鱼、海鲜、回锅肉、肉饼、炒饭等也不宜带。鱼和海鲜是大肠杆菌繁殖的温床，最容易腐败变质。

最后，上班族自带饭菜时一定要选择适合微波炉加热的饭盒，建议选择可微波的玻璃饭盒或陶瓷饭盒。加热时，为了防止水分过度蒸发，可以加入少量纯净水再盖上盖子加热。一般情况下，微波炉加热盒饭的时间控制在2～3分钟为宜。

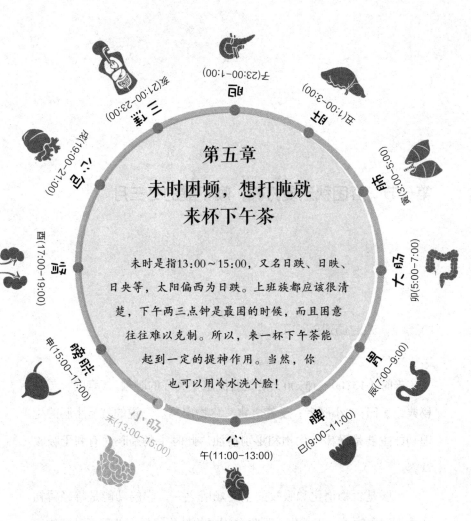

子(23:00~1:00)

丑(1:00~3:00)
肝

亥(21:00~23:00)
三焦

胆(3:00~5:00)

戌(19:00~21:00)
心包

肺
寅(3:00~5:00)

酉(17:00~19:00)
肾

大肠
卯(5:00~7:00)

申(15:00~17:00)
膀胱

胃
辰(7:00~9:00)

未(13:00~15:00)
小肠

心
午(11:00~13:00)

脾
巳(9:00~11:00)

第五章

未时困顿，想打盹就来杯下午茶

未时是指13:00~15:00，又名日跌、日昳、日央等，太阳偏西为日跌。上班族都应该很清楚，下午两三点钟是最困的时候，而且困意往往难以克制。所以，来一杯下午茶能起到一定的提神作用。当然，你也可以用冷水洗个脸！

第一节　春困秋乏夏打盹，睡不醒的冬三月

小肠经，未时值班的"工人"

未时（13:00～15:00）是气血流至小肠经的时刻。《素问·灵兰秘典论》曰："小肠者，受盛之官，化物出焉。"说的就是小肠的生理功能主要是受盛、化物和泌别清浊。此时小肠经旺，有利于吸收营养。

小肠是食物消化和吸收的主要场所之一，它的功能是将经胃初步消化的食物进一步消化，吸收食物中的精华养料，然后通过脾的运化，滋养全身，并将消化后的糟粕传导到大肠，水液则通过其他脏腑的作用渗入膀胱。所以小肠经被称为是人体未时值班的生产线"工人"，辛勤地加工着供应身体的养料。

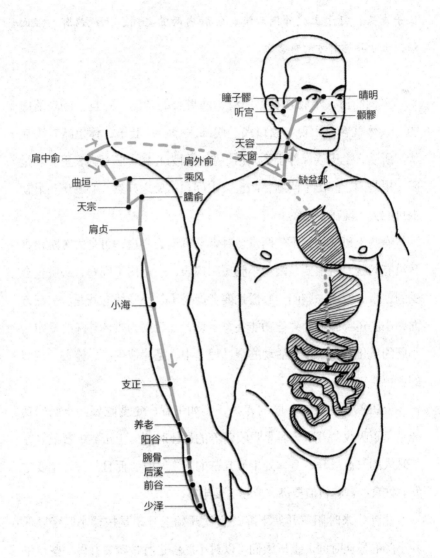

小肠经穴位：小肠经共有19个穴位，其中8个穴位分布在上肢背面的尺侧，11个穴位分布在肩、颈、面部，起始穴位为少泽穴，末穴为听宫穴。

小肠经循行：小肠经循行起于手小指甲尺侧甲角旁一分少泽穴。

从手走头，行于上肢外侧后缘，经肘内两骨之间，上绕肩胛，经面颊，止于耳屏前方的听宫穴。

我们知道，小肠具有泌别清、浊吸收的功能。一旦小肠功能虚弱，人体就容易出现心烦口渴、腹部胀痛、拉肚子、体重减轻等症状。所以，上班族保养小肠相当重要，因为心和小肠互为表里。表是阳，里是阴，阳出了问题，阴也会出问题；反之亦然。心脏病在最初很可能会表现在小肠经上。

有些上班族每到下午两点多钟就会胸闷、心慌，可是去医院检查又没有问题。这主要是因为小肠属阳属表，一旦出了问题，心脏也会受到连累。所以，胸闷、心慌也要考虑是不是小肠经的问题。另一方面，小肠还与脾胃的生理功能关系密切，二者同为机体升降的枢纽。小肠的气化存在于生命活动的全过程之中，是津液生成、输布、调节的重要器官。

上班族要注意对小肠的养护，比如午餐一定要吃好。小肠的功能是负责吸收营养，未时是吸收营养的最佳时刻。上班族午餐最好在午时人的气血最旺、身体处于最亢奋的状态时吃。而且午餐一定要吃好，饮食的营养价值要高、要精、要丰富。

此外，未时阳气开始下降，阴气开始上升，是按揉小肠经以保养小肠的最佳时间。上班族们可以对小肠经进行按摩，并做一些少量和缓的运动，这样更有助于营养物质在小肠内的消化吸收，使二便通调，气机舒畅。

春眠不觉晓，春困如何了

　　每当季节转换时，人体机能就会有较大的变化，"春困"便是其中最明显的症状。"春困"并不是睡眠缺乏，而是人体生理机能随着自然气候的变化而发生的一种生理现象。在漫长的冬天，皮肤血管受到寒冷的刺激，血流量减少，同时大脑和内脏血流量增加，而进入春天后，随着气温的变暖，人的皮肤血流会增加，流入大脑的血流则会相应减少，因而一时无法适应，便出现了"春困"现象。

　　"春困"不是病，可"春困"却会让工作效率骤降，尤其是对工种特殊的上班族来说，一个不小心便有可能造成不可弥补的安全事故。正因如此，消除"春困"是势在必行的，一起来看看对付"春困"的办法吧。

　　（1）听音乐。心理学家分析，音乐能帮助人调节情绪，放松神经，尤其是曲风欢快的乐曲，能起到让人快乐振奋的作用。很多上班族都是用听音乐赶走"瞌睡虫"的。

　　（2）做体操。也许一到办公室，你就会马不停蹄地投入到工作中去，尽管睡眼惺忪、哈欠连天。但现在，很多公司都会在上班之前组织做队列操。随着音乐踏步、伸展，虽然一招一式并不一定到位，但只要认真做下来，人会精神很多。

　　（3）午间活动。在有些办公大楼内，不少单位会在午饭后组织一些运动适量的竞技体育活动，如打会儿篮球、踢会儿毽子等，这些活动对上班族很有好处。你也可以在吃完午饭后散散步，既能助消化，又能增加活力。

（4）在室内办公桌放些绿色植物。春天来了，办公室也应该多弄些绿色植物，看看花草，闻闻花香，心情自然会舒畅很多。在初春季节，上班族容易"春困"，主要原因是办公楼里窗户密闭，空气不流通。到中午、下午，容易缺氧，而上班族又大多精神高度疲劳、抵抗力较差，此时借助植物的颜色和香气能起到一定的提神作用。

（5）装饰办公环境。根据公司文化，在办公室中搞一些创意的设计，就能让人感受到一股活力。比如，有的公司在过道的墙上贴满了各式各样的卡通彩绘，颜色明亮、图案活泼，这些都能很好地活跃气氛，还能用来"提神醒脑"，看到这么强烈的对比色，大片大片的色块，还有可爱的动漫人物，每次一走进通道，人好像也年轻有活力了。

以上方法都能在一定程度上缓解春困。但要彻底地解决春困，还在于平时的养生，比如按时就寝、不熬夜、多运动、科学饮食等才是重中之重。

告别夏打盹，清补能消困倦

俗话说："春天不是读书天，夏日炎炎正好眠。"夏天，上班族会特别容易困倦，打盹是经常的事。人体的生物钟会随着季节的变化出现不同的生理反应。因此，上班族出现"夏打盹"也就不难理解了。

在阳光普照的夏天，人们特别容易犯困，往往会无精打采。尤其是上班族午后倦怠十分常见。在医学理论上，夏打盹是一种正常的生理现象，被称之为"夏季倦怠症"，这是由于夏季气温升高后，人体为了充分散热御暑，皮肤血管和毛孔扩张，使血流量大大增加，引起体内血液分配的不平衡，供应大脑的血流量相对减少，大脑自动进行保护性调整，降低兴奋性，人们就可因脑组织的自我抑制而产生困感睡意。

另外，由于现代快节奏的生活方式，上班族的精神情绪处于高度紧张与兴奋的状态中，特别是夜生活的时间越来越长，夜间睡眠质量下降和睡眠时间大幅度减少，精神和体力的消耗较大，白天易引起困倦，打盹也就正常了。

从中医的角度来讲，夏季容易打盹跟气候特点有关。梅雨时期属长夏，是一个"湿气"的时节，而"湿邪"为患，令人脾虚湿阻，从而导致头昏乏力、胃口不好，容易疲劳发困。

夏天频繁打盹势必给上班族造成困扰，如何解决这一矛盾呢？养生专家认为，解决的办法可从"清补"着手，那么如何来清补呢？

（1）调理胃口。在长夏或夏季时常打盹是因脾虚湿阻引起的，所以在饮食方面，用薏仁、绿豆、山药熬粥，可起到健脾、化湿、开胃的作用；中草药如藿香、扁豆、荷叶、菊花、决明子、莲子等可清热化湿。有了胃口，饮食摄入增加，精神倍增，就不容易打瞌睡了。

（2）补充营养。夏季人体新陈代谢加快，能量消耗增加，加上胃口不佳而饮食减少，营养就相对不足，所以补充足够的营养物质，使人体兴奋性增高，能够提升精神面貌，对夏季打盹也有一定的改善作用。老年人尤其是体乏的主要人群，容易疲劳，补充营养更是必须。但是夏季的"补"，应以清补为宜，饮食要清淡，要多吃瓜果、蔬菜。

（3）常喝绿茶。喝茶可以起到提神解困的作用，而夏季最适合喝绿茶。盛夏时节，人体的津液会大量耗损。此时，以饮用性寒味苦的绿茶为宜，冲泡后水色清冽，幽香满溢，给人以清凉之感。夏季饮用，具有清热解暑、解毒止渴的作用。绿茶含茶多酚、咖啡因、氨基酸等较多，有刺激口腔黏膜、促进消化腺分泌的作用，利于生津，实为盛夏消暑止渴的佳品，而且还可以提神醒脑，赶走疲倦。

除了饮食清补，上班族还应当适当补觉。夏天日长夜短，睡眠规律通常都是晚睡早起，睡眠时间相对减少，中午睡个午觉是再适合不过的补充了。

秋乏来袭，注重养生困顿消

初秋时节，不少上班族都会产生莫名的倦意，整天睡眼惺忪、打不起精神，有人甚至担心自己是不是得了什么病。其实，这种疲惫、嗜睡的现象就是中医里说的"秋乏"，它并不是疾病，是人体在立秋换季所产生的自然生理反应，是一种正常的机体调节过程，属于身体的自我保护行为。

在炎热的夏天，人体体温高、排汗多，造成水盐代谢失调，肠胃功能减弱，心血管系统负担加重，人的身体始终处于过度消耗的状态。虽然立秋已经过了，但并不意味着秋天真的来了。此时的天气仍延续着伏天的高温闷热，人体热量聚集于体外，毛细血管扩张，血压偏低，脑供血不足，因此精神不振、疲劳易困。

　　另外，为了恢复正常的水盐代谢平衡，让心血管系统和消化系统的负担得以缓解，机体需要一个休整的过程。而人体在睡眠时的休整效果最佳，为了尽快恢复身体机能，人便时常产生睡意。不过，犯困并不是身体在秋天的必然表现，完全可以通过锻炼和调理来避免，以下方法可以在一定程度上帮助消除秋乏。

　　（1）保证充足的睡眠。夏天闷热，人容易着急上火，情绪波动，并且会因为天热而导致睡眠不足、精神不振。秋天一到，天气变凉，应该改掉夏季晚睡的习惯，争取22:00前入睡，防止白天犯困；同时，适当午睡也可以化解困顿情绪。24:00～4:00，人体内各器官的功能都降至最低；中午12:00～13:00是人体交替神经最疲劳的阶段。因此，睡午觉具有防病保健的意义，符合养生的道理。

　　（2）饮食清淡，营养合理。不吃或少吃辛辣类食品，因为这些食品容易加重秋燥对人体的危害。可以适量增加优质蛋白质的摄入。不吃或少吃油腻的食物，因为它们容易产生使人困倦的酸性物质。秋乏与体液偏酸有关，多吃碱性食物能产生中和作用，消除人体疲劳。多吃水果、多喝水有利于提神醒脑。多吃富含维生素的食物，维生素作为辅酶，能帮助肝脏把人体疲劳时积存的代谢产物尽快排除掉。另外，蔬菜和水果多属碱性食物，其代谢产物能中和肌肉疲劳时产生的酸性物质，减轻人体疲劳感。

　　（3）注意加强锻炼。只有体能充足，才能战胜季节交替时身体的不适。锻炼以早晚为好。锻炼的方法以散步、做操等简单运动为好，有助于平复情绪、解除秋乏。伸懒腰也可缓解秋乏。特别是下午，工作、学习时间长了，容易困倦，这时候伸个懒腰，马上就会觉得全身舒展，精神爽快。因为伸懒腰时可使人体的胸腔器官挤压心肺，利于心脏的充分运动，给各个组织器官提供更多的氧气，同时人体的活动将更多含氧的血液供给大脑。

（4）室内养些植物。秋季的困乏与人体缺氧有一定的关系。因此，室内适合放置一些能吸收二氧化碳等废气的花草，如盆栽柑橘、吊兰、斑马叶、文竹等绿色植物，它们的气味并不浓烈，不至于熏得人头昏脑涨，还可以调节室内空气，增加含氧量。

秋乏相较于夏打盹好对付得多，只要上班族按照以上方法进行调理，困乏便可以消失得无影无踪，工作起来也会更加有效率。另外，还可以通过滋补，如雪梨之类的润润秋燥，也具有很好的养生保健作用。

睡不醒的冬季，养阴很重要

闹钟响过一遍又一遍，你还是留恋温暖的被窝，不愿意钻出来，这样的情景，是否一而再，再而三地发生。其实，大多数上班族都有这样的情况，早上起不来，白天哈欠连天，看着电脑屏幕就好像在看催眠表演，是再正常不过的事情。

冬天为什么睡不醒呢？中医认为，主要是因为天气寒冷，人体随之出现阳气不足的现象，而人一旦阳气不足就会感到没有精神，容易困乏。

人体阴阳之气的运行和分布，随着一年四季气候的变化而有规律性地变化着。一般说来，冬季寒凉，阳气敛藏，我们为了适应这种气候变化，往往十分注意保护阳气，以抵御外界的寒冷，如穿羽绒服，戴帽子，用火取暖等。这些保养措施对保护阳气是非常必要的。

然而，我们重视了保养阳气的一面，往往不自觉地忽视了蓄养阴精。素体阴虚的人如果不注意保养，则阴精虚损的情况更为严重。阴精虚亏往往会出现眩晕耳鸣、视力减退、健忘少眠、腰膝酸软、形体消瘦等症状。这些症状对上班族是非常不利的，所以需通过以下方法适当地蓄养阴精。

（1）调摄精神。心藏神，神安则寿。如果上班族不调摄精神，就会精血渐耗，形体衰败。上班族最好做到安然恬静，戒掉过多的奢望和过度思虑，尤其不要动怒。因为怒则气机上逆，容易耗伤肝血，损及阴精而诱发眩晕、中风等症状。所以，上班族对待日常生活中的很多事情要以耐心处之，以保养阴精。

（2）注重食疗。冬季寒冷，人体阳气也随着气温的变化而潜藏于内，脾胃机能健旺，是养阴滋补的好时机。此时采取相应的食疗措施，能收到填补真阴、强壮祛病的效果。素体阴亏的人非常适合在这个季节进食养阴的食物。如阴血亏虚的人，可以用红糖、黄酒炖阿胶来滋补阴血。其他具有养阴功效的食物，如鳖肉、龟肉、鳗鲡鱼以及药粥、药饼等，都可以食用。

需要注意的是，一年四季万物生长收藏的变化、阴阳寒暑升降的调节，是自然界的规律。所以，上班族起居必须顺应四季的变化，才能内实阴阳，外避贼风。冬季外出一定要注意保暖，及时增添衣物，不要吃过冷的食物，以防阳气过度耗散，日次损及阴精，也是"秋冬养阴"中必须重视的。

打通小肠经，消除肩颈酸痛

上班族由于长时间伏案工作和使用电脑，胳膊、肩颈这些部位难免会有气血瘀阻的现象。所谓"痛则不通"，之所以出现酸痛，就是这些地方淤堵了，怎么办呢？打通小肠经是一个好办法。

我们知道，未时小肠经当令，此时小肠经的气血最充足。小肠经的行走路线是沿着手臂经过肩膀，交会于督脉的大椎穴，主线继续往下走，而支脉则沿着颈往上到达面部。未时强大的气血流开始冲撞小肠经这条线。这样的话，当强大的气血流冲撞到有瘀阻的地方时，就会出现酸痛的感觉。只要把瘀阻打通了，酸痛也就消失了。

不过，从另一个方面来说，肩颈、胳膊酸痛是一种好现象，说明经络里的气血比较充足，有力量去冲撞、疏通瘀阻的地方。如果气血已经非常虚弱无力，那么身体的问题要严重得多。那么怎样来打通瘀阻呢？

我们可以做些耸肩缩脖、摇头晃脑、旋扭脖子等能够活动肩部和头颈部的动作。小肠经是阳经，静则生阴，如果坐的时间太长，缺少必要的活动，阴气占了上风，气血就会瘀滞，而动则生阳，阳气增强、阴阳平衡，肩颈部的经络就能更快地被疏通，酸痛自然会得到缓解。

另外，小肠经是手太阳经，行走在两臂的外侧，往上直到肩关节的后面。小肠经的锻炼，有非常简单的办法，就是"纵横摆臂法"。每天摆臂100次，小肠经气血更通畅。

　　具体的做法是：身体站立，全身放松，双脚与肩同宽，双眼平视前方，两臂同时前后摆动，速度不要太快，以5秒为一个"回合"为宜，幅度可以大点。每天1次，每次以手臂前后摆动100下为宜。熟练者可以适当增加次数，但以自己感到舒适为准。

　　实践证明，通过摆臂的锻炼，可以打通经络，促进整个手臂的气血循流。小肠经畅通，则消化吸收功能就会更强，气血的生化也会更为充足，患肠胃疾病、便秘腹泻的概率就会大大地降低。同时，小肠经与心经相表里，心经的防线就会更为坚固。所以，上班族在未时若感到酸痛，不妨起来摆摆臂，活动一下，既能缓解酸痛，又能消除困乏。

第二节　上班时间打瞌睡，这样做不被炒

淡淡清茶，提神又解压

很多上班族都爱喝茶，一是茶含有咖啡因，可以提神醒脑；二是茶叶含有多种天然抗氧化物，对身体的健康有利。也许不少上班族的一天都是从一杯茶开始的。喝茶不仅能提神醒脑，而且最近英国伦敦大学学院的一项研究显示，喝茶还有助于放松紧张的心情，特别对男性更是如此。

研究人员指出，茶叶含有非常复杂的化学成分，这些化学成分的数量没有上百种也有几十种，而且它们都非常活跃。研究人员将75名经常喝茶的男子分成两组，进行了6个星期的试验。试验中，研究人员让其中一组饮用不放奶、糖和薄荷等其他成分的纯红茶，而另一

组则饮用和纯红茶口味完全相同的、但不含茶成分的"安慰剂"。

试验期间，研究人员给75名试验者施加心理压力，然后，对他们体内被认为是"压力激素"的一种皮质醇含量进行同步监测。结果发现，那些"喝红茶"的人体内皮质醇的含量在压力出现50分钟后平均下降了47%，而喝"安慰剂"的人只下降了27%。

不过，通过这项研究，还不好说缓解压力的功效，到底是由特定成分引起的，还是所有的成分共同起作用的结果。现在，世界范围内心血管疾病的发病率不断增加，在某种程度上，压力是心血管疾病的诱因之一。因此，如果能通过研究喝茶与压力之间的关系，提供一种方便易行的防止心血管疾病的方法，那么上班族喝茶又更有意义了。

虽然也有人质疑，喝茶太多会不会对健康构成潜在的威胁，但研究表明，喝茶益大于弊，所以闲暇的时候喝杯茶，对于平时工作强度过大的都市上班族来说非常有益，你还可以将品茶当作一个平常的社交行为或业余爱好。

喝茶，只是把茶水吞进肚子里，而品茶则讲究一套仪式，包括如何鉴茶、择茶、沏茶、赏茶等。如若在工作之余，邀上三五知己或工作伙伴到茶室、茶馆，在幽静的环境中，一边品悟茶意，一边交流情感，确是放松身心的最好方式。而在家里品茶，则需要一套好的茶具，一个整洁的环境，当你为自己准备这些的同时，其实也是一种放松的体验。

对于现代上班族来说，来自工作和生活的压力会随时出现，而只要你用心去对待每一件事，包括用心去备茶、泡茶、喝茶、说茶，压力就会随之得到转移并悄悄地释放。

喝茶有讲究，喝对了才有效果

上班族喜欢喝茶，除了提神之外，有很多人也是出于一种习惯。茶虽好，但也要会喝，我们不求达到品茶的境界，但至少应该知道如何喝茶更健康。以下几个方面是需要注意的。

（1）喝茶必须适量，切忌贪多、贪浓。上班族，特别是中老年人，每天喝4～5杯为宜。茶水以淡为好。喜欢喝浓茶的人，每天以喝1～2杯中等浓茶为佳。喝茶过多，体内过多水分会增加心脏和肾脏的负担。浓茶会使大脑过分兴奋，心跳加快，导致尿频、失眠等。

（2）沸水泡茶，温着喝。温水泡茶浸出有益化学成分不如沸水泡茶充分，但饮用时，以温茶为宜，不宜喝过热、烫嘴的茶，否则会对咽喉、食道和胃造成强烈刺激，可能引起这些器官的黏膜病变。

（3）不宜喝冷茶和隔夜茶。冷茶对身体有寒滞等副作用，冲泡太长时间或是隔夜的茶的有效成分会大为降低，茶水中的有害微生物会增多。另外，忌空腹喝茶，因为茶性入肺腑，会冷脾胃，容易"茶醉"。

（4）饭前、饭后不宜立即饮茶。饭前饮茶会冲淡胃酸，使饮食无味，还会影响消化器官的吸收功能。饭后立即饮茶，茶中的鞣酸会与食物中的蛋白质、铁等发生凝固作用，影响人体对蛋白质、铁元素的吸收。

（5）用茶水服药、用茶解酒要不得。茶中的鞣酸会与许多药物结合产生沉淀，影响药效。酒后喝茶无助于解酒，因为酒精对心血管刺激很大，茶叶中的咖啡因可使心跳加快，两者一起发挥作用，对心脏功能欠佳者十分危险。

饮茶是一个很好的习惯，但是有些上班族却不宜饮茶，尤其是浓茶。比如对缺铁性贫血者来说，茶中的鞣酸会影响人体对铁的吸收，使贫血加重；对神经衰弱者来说，茶中的咖啡因能使人兴奋，引起基础代谢增高，加重失眠；对泌尿系结石者来说，茶中的草酸会导致结石增多。只有注意了这些问题，喝茶才更有益于健康。

科学补水，才能精力充沛

上班族每天都挤在小小的格子间里办公，这样的环境大多不通风，电脑使得空气电磁污染严重，再加上严重的缺乏运动，身体很容易积累毒素。排毒的方法有很多，喝水就是其中重要的一项。所以，上班族如果能够科学、健康饮水的话，不但可以有效保护身体健康，防止工作疲劳，还能带给你意想不到的收获。

（1）喝水排出体内毒素。很多人都知道喝水对身体有好处，上班族运动少、工作忙，很多时候会忘记喝水，而体内的垃圾需要外力的帮助才能排出，水就是最好的"清洗剂"。适时地补充水分，可以使干燥的细胞捕捉喝进的水，并在40分钟左右排出，这是一个重要的排毒过程。淡盐水、蜂蜜水、白开水都非常适合上班族。

（2）喝水能帮助减轻压力。英国伦敦大学的研究发现，学生在考试前喝杯水，可以提高认知能力，使他们在考试中的表现更出色。而上班族在压力过大或工作繁重的时候喝杯水，有助于头脑变得清晰，使精力旺盛。

（3）多喝水能消除烦躁。大脑制造出来的内啡肽被称为"快活激素"，而肾上腺素通常被称为"痛苦激素"。上班族通常会因为工作而痛苦、烦躁，这时肾上腺素会飙升，它如同其他毒素一样也可以排出体外，方法之一就是多喝水。如果辅助做一些活动或者大哭一场，肾上腺素就会随同汗水或泪水一起排出来。

（4）喝水能让精力更充沛。有些上班族每天工作时都精力充沛，很少出现疲劳状况，秘诀就是保持常喝水的习惯。上班族怎么喝水才适量呢？养生专家认为，一般来说，饮水多少可以参考自己的体重。每千克体重可以对应30毫升水。如果重50千克，那每天最好补充1.5升水。

另外，上班族要注意不渴也得喝水。香港卫生署曾做过一项调查，有1/3的成年人每天喝水少于6杯。上班族工作忙碌，常常半天也顾不上喝一口水。有专家指出，当人们觉得口渴时，身体已经流失了至少1%的水分。因此，上班族应该形成良好的喝水习惯，白天工作时每隔一小时喝一杯水，适时、适量地饮水能促进人体新陈代谢，代谢正常才能精力充沛。

困了，享受一杯咖啡时光

进入下午的工作，上班族难免会表现出些许的疲惫感，尤其是两三点的时候，困意袭来，真的很难坚持住。不过，我们可以通过一些方法让自己精神起来，比如享受一杯咖啡时光就是很不错的选择。事实上，很多上班族也是这么做的。

上班族，怀揣着一颗小资的心，喝咖啡可以说是一种时尚感的体现。咖啡香浓的气味，能够使人心情愉悦，能舒缓紧张的情绪，让人精神倍增，更好地进入工作状态，对身心健康也是大有益处的。

另外，咖啡含有咖啡因，每一杯咖啡中大约含有50克咖啡因，咖啡因进入体内后会促使交感神经兴奋，从而消除睡意，改善血液循环，身体也感觉暖和起来，不觉得疲劳，所以有"提神"的效果。咖啡因的量持续累积，可对抗身体的睡意，累积越多，越能保持清醒。

其实，喝咖啡的好处远不止这些。比如，常喝咖啡可防止放射线伤害。放射线伤害尤其是电器的辐射已成为目前较突出的一种污染。上班族整天面对电脑，喝咖啡有助于抗辐射。咖啡对情绪也有影响。实验表明，一般人一天吸收300毫克（约3杯煮泡咖啡）的咖啡因，会给一个人的机警和情绪带来良好的影响。因此，上班族心情不好的时候也可以喝杯咖啡。

需要注意的是，咖啡虽然是一种时尚饮品，但大多数速溶咖啡含3%～4%的咖啡因，一杯煮咖啡约含150毫克的咖啡因。喝咖啡的好处是提精神，但是贪饮咖啡则容易致病。所以喝咖啡不宜无节制，尤其是以下几类上班族更要注意。

（1）B族维生素缺乏者。B族维生素对维持神经系统的平衡和稳定有重要的作用，而咖啡对维生素B_1却有极大的破坏作用。

（2）患有高血压、冠心病、动脉硬化等疾病的人，如果长期或大量喝咖啡，将增加体内胆固醇的含量，引发心血管疾病。

（3）患有胃病者。有胃病的人要尽量少喝或不喝咖啡，因为喝咖啡过量可导致胃病恶化。

（4）怀孕期间，怀孕女性如果喝咖啡过量，会导致胎儿畸形或流产。

总之，喝咖啡要把握量。虽然很多说法认为喝咖啡不好，但对于身体健康的上班族来说，午饭后一个小时，品尝一杯浓郁的、不加糖和伴侣的咖啡，不但有助于饭后消化，还能很好地起到提神的作用，对于接下来的工作也能更有精力去完成。

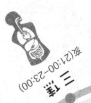

子(23:00~1:00)

亥(21:00~23:00)
三焦

胆

戌(19:00~21:00)
心包

丑(1:00~3:00)
肝

肺
寅(3:00~5:00)

酉(17:00~19:00)
肾

大肠
卯(5:00~7:00)

申(15:00~17:00)
膀胱

胃
辰(7:00~9:00)

未(13:00~15:00)
小肠

心
午(11:00~13:00)

脾
巳(9:00~11:00)

第六章

申时伸展，办公室
小运动大健康

申时是指15:00~17:00，又名日铺、哺时、夕食等。在熬过了最困顿的时刻，除了全身心地投入工作，此时段还处于整个下午上班时间的中间段，进行一些办公室伸展运动，能很好地缓解疲劳，舒展筋骨，提高工作效率。

第一节　申时膀胱经当令，重在"养足太阳"

申时膀胱经当令，动一动更健康

我们知道，申属猴，猴子是最聪明、活泼的动物之一，下午的三点到五点是申时，古人以此命名，是想告诉我们，这个时候是人体最活跃的时段。所谓"朝而授业，夕而习复"，"朝"是早晨，"夕"指的是下午的申时，早上的精神状态最好适合学习新知识，到了下午申时再加以温习记录，这样学习的东西就不会忘记了。所以，申时是除早晨之外，工作、学习效率最高的时间。

另外，下午四点也是最适合运动的时间，此时人体新陈代谢率最高，肺部呼吸运动最活跃，人体运动能力也达到最高峰，这个时候锻炼身体不易受伤，而且此时阳光充足、温度适宜，是上班族锻炼的好时间。

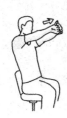

动作一：
做2组，每组10~20秒

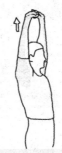

动作二：
保持10~15秒

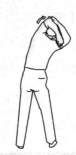

动作三：
每边保持8~10秒

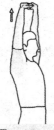

动作四：
保持15~20秒

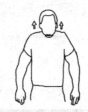

动作五：
做3组，每组3~5秒

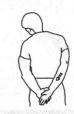

动作六：
每个肩膀活动10~12秒

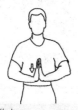

动作七：
保持10秒

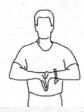

动作八：
保持10秒

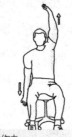

动作九：
每边活动8~10秒

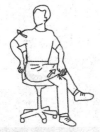

动作十：
每边活动8~10秒

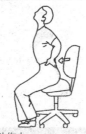

动作十一：
做两组，每组10~15秒

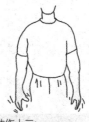

动作十二：
晃动手部8~10秒

申时气血流注膀胱经，而膀胱经是人体阳气最足、行经路线最长、覆盖范围最广的经脉。气血足、阳气旺、上下通达、循行顺畅，人体自然精力旺盛，活跃舒张。同时，在膀胱经当令之时，也是利用它强大的气血力量补益强身、治病疗疾的黄金时段。俗话说："一日之计在于晨。"其实，对我们的健康和生存发展而言，一日之计还在于申。

这时一定要多运动，而且必须出汗才能达到锻炼的终极目的，"动汗为贵"说的正是这个道理。运动出汗的好处不仅可以疏通全身经络，可以改善人的情绪，而且能使皮肤更健康、睡眠更深，还可以缓解疼痛、放松肌肉、治疗关节炎等。

中医有句话说："胃以喜者为补"，意思是说你想吃什么，可能就是你身体最需要的，就是最好的"补品"。运动也是一样，自己喜欢并且适合自己的运动方式，才是最好的，才最有益于身体。不合时宜的运动锻炼不仅起不到强身健体的作用，还可能对身体造成伤害，而对一些有慢性病的上班族来说，甚至可能引发生命危险。

所以，虽然生命在于运动，但我们必须适度，乱动、瞎动不如不动！当然，这里的"不动"不是要你每天坐着不动，而是说正常生活即可，不必专门或刻意地去做那些自己身体受不了的运动。

上班族由于工作的关系，申时也不可能抽出时间来锻炼。但是，做一些简单的办公室保健操，或者小运动还是可以的。只要能达到舒展筋骨、缓解疲劳的目的即可。四点的时候上班族已经坐着工作两三个小时了，此时动一动非常有利于健康。

膀胱经，人体的排毒通道

作为人体最大的排毒通道，膀胱经负责着人体内尿液和汗液的排放，它负责人体内70%的代谢废物和毒素的排出，所以它是排毒的最佳利器。而身体中其他脏器排出的毒素，也要由膀胱经排出。这就是说，我们的膀胱经如同城市中的各种排污管道，汇聚多处的污水，等它们把这些毒素输送到这里后，就会由膀胱储存和排出。

膀胱经的全名叫"足太阳膀胱经"，顾名思义，膀胱经对人体的重要性就像太阳对万物一样。膀胱经起于目内眦睛明穴，然后上至头顶并沿着后背直到小趾，是一条很重要的经脉。膀胱经为总的排毒通路，无时不在地传输邪毒，而其他排毒通路皆是局部分别循行，且最后也要并归到膀胱经。所以，想要去除体内的毒素，膀胱经必须畅通无阻。

大腿后面的殷门穴至委中穴的这段膀胱经至关重要。因为此处是查看体内淤积毒素程度的重要途径，膀胱经通路在此经过，此处聚毒最多。

如果聚毒难散，体内必生瘀血肿物，如果此处常通，则身体健康，恶疾难成。所以此处实乃安身立命之所，不可不知。

经络是连接五脏六腑和四肢百骸的网线和桥梁，也是我们通过体表来医治内脏的长臂触手。但是穴位众多，如何选取穴位，如何搭配，如何操作，在此削繁就简、去精取粗，更容易掌握其要旨。治病有两条途径：一是驱其宿毒，二是培补其正气。

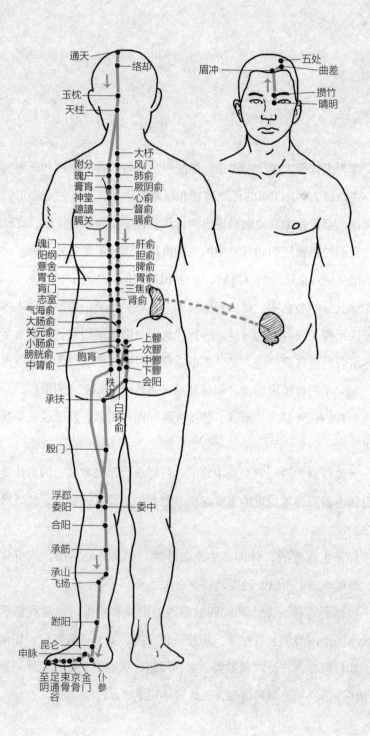

通天
络却
玉枕
天柱

眉冲
五处
曲差
攒竹
晴明

大杼
附分 风门
魄户 肺俞
膏肓 厥阴俞
神堂 心俞
譩譆 督俞
膈关 膈俞

魂门 肝俞
阳纲 胆俞
意舍 脾俞
胃仓 胃俞
肓门 三焦俞
志室 肾俞
气海俞
大肠俞
关元俞
小肠俞 上髎
膀胱俞 次髎
中膂俞 胞肓 中髎
下髎
秩边 会阳
承扶
白环俞

殷门

浮郄
委阳 委中
合阳
承筋
承山
飞扬

跗阳
昆仑
申脉
至阴 足通谷 束骨 京骨 金门 仆参

膀胱经穴位：膀胱经共有67个穴位，其中有49个穴位分布在头面部、项背部和腰背部，18个穴位分布在下肢后面的正中线上和足的外侧部。首穴睛明，末穴至阴。

膀胱经循行：循行部位起于目内眦（睛明穴），上达额部，左右交会于头顶部（百会穴）。本经脉分支从头顶部分出，到耳上角部。直行本脉从头顶部分别向后行至枕骨处，进入颅腔、络脑，回出分别下行到项部（天柱穴），下行交会于大椎穴，再分左右沿肩胛内侧、脊柱两旁，到达腰部（肾俞穴），进入脊柱两旁的肌肉，深入体腔、络肾，属膀胱。本经脉一分支从腰部分出，沿脊柱两旁下行，穿过臀部，从大腿后侧外缘下行至腘窝中（委中穴）。另一分支从项后（天柱穴）分出下行，经肩胛内侧，从附分穴沿夹脊下行至髀枢（环跳穴），经大腿后侧至腘窝中与前一支脉会合，然后下行穿过腓肠肌，出走于足外踝后，沿足背外侧缘至小趾外侧端（至阴穴），交于足少阴肾经。

（1）驱其宿毒。膀胱是人体的排毒通道，无时不在地传输邪毒，而其他通路皆是局部分别进行，且最后也要并归到膀胱经。所以欲驱体内之毒，膀胱经必须畅通无阻。

（2）培补其正气。"上工治未病而不治已病"，是说好的医生不等到疾病已经形成才去医治，而是防患于未然。如何防患须随时培补正气，正气充沛则百脉俱通，气血旺盛则邪毒难以在经络中停滞瘀稠。

现在的人往往只知排毒而不知培补，或毒去而复生，或毒邪未去，身体已病，或正邪僵持难下，旷日难愈。所以祛邪和扶正须同时进行，人之内力须由脏腑而生，经络而传，所以脏腑培补法最为重要。

另外，要保持排毒通道畅通，就要保养好盆底肌肉。对此，要做到定时排便，防止便秘。做规律的盆底肌肉锻炼有助于增加盆底肌肉的张力，盆底肌肉锻炼以收缩锻炼耻尾肌为主，锻炼收缩肛门动作持续3秒钟为一次有效收缩，每天可以不定时做一些这种锻炼。同时还要注意，排毒主要靠合理的饮食、适量的运动以及科学的生活方式，这才是最健康的排毒。

排除毒素，切记不可憋尿

很多上班族由于忙碌，都有憋尿的习惯，明明有了尿意，却由于放不下手头的工作不立即去排尿，而是拖拉一阵子。如平常睡觉或者是看电影、上班、连续开会的时候，许多上班族就毫不犹豫地选择憋尿。另外，在寒冷的冬天，起夜也成了一件难事，有些上班族在冬天夜里就寝后因怕冷而长时间憋尿。

所有的这些憋尿行为，对身体的危害是很大的。因为尿液本身就含有身体的一些毒素，如果长时间停滞在体内不被及时排出，很容易引发以下健康问题。

（1）引发“心”病。在憋尿引起的生理和心理双重紧张因素的作用下，患有高血压的上班族会出现血压升高、心跳加快等症状；冠心病患者会出现心绞痛、心律失常等症状，而且有可能成为心脑血管病的发作诱因，严重的还会导致猝死。

（2）损伤膀胱。控制膀胱收缩的神经分布在膀胱壁的肌肉里，憋尿太久，会使神经缺血或过度拉扯而受损，造成小便疼痛、尿频或尿不干净等后遗症。如果神经受损严重，膀胱括约肌无力，甚至会带来排不出小便的后果。

（3）引发尿路感染。长时间憋尿会使膀胱内的尿液越积越多，含有细菌和有毒物质的尿液未能及时排出，就容易引发膀胱炎、尿道炎等疾病。严重时，尿路感染还能向上蔓延到肾脏，引起肾盂肾炎，甚至影响到肾功能。

（4）诱发排尿性晕厥。排尿性晕厥多发生于20～30岁男性，偶见于老年人，主要是突然、用力性排尿引起胸腔内压力增加，妨碍静脉血流，使心脑输出量减少，导致脑缺血所致。此外，天冷及憋尿使膀胱中的尿液太多，在迅速排空时，通过迷走神经反射引起心动过缓，也可诱发排尿性晕厥。

（5）易患膀胱癌。国外研究资料表明，排尿次数与膀胱癌的发病率密切相关，排尿次数越少，患膀胱癌的危险性越大。因为憋尿增加了尿中致癌物质对膀胱的作用时间，有憋尿习惯的人患膀胱癌的可能性要比一般人高出3～5倍。

（6）引发前列腺炎。有研究表明，男性前列腺炎的一个主要病因，就是泌尿系的细菌通过前列腺管逆行至前列腺，引发感染，进而导致前列腺发炎。

由此可见，憋尿不仅仅是晚一些进厕所这么简单，它带来危害的风险是巨大的。因此，当我们有了尿意时就一定要及时地排掉它，切莫"养满为患"。

申时"动汗法"，健身祛病效果好

申时，人体阴阳相对平衡，气血流畅，精力充沛，不易受伤，非常适合进行身体活动，尤其是到户外锻炼身体。中医有句话叫"动汗为贵"，意思是说活动到全身微微出汗是最好的状态。换句话说，运动锻炼的效果以全身微微出汗为最佳，只有出汗了，才算是达到了运动的目的。

中医认为"汗为心之液"，汗是津液在阳气蒸腾气化作用下产生的，而作为人体最深层废物的血液垃圾，主要就是通过出汗——这个人体最表层的方式直接排出体外。申时膀胱经最旺，是人体泻火排毒的时候，所以此时锻炼身体，身上最好出汗，这样有利于人体泻火排毒，强身健体的效果也会很显著。

申时呼吸活动非常活跃，加上此时人体的阳气仍处于沉降初期，弱而不衰，膀胱经又是人身上最重要的阳经，是阳气的仓库，所以此时运动是很好的锻炼方式。通过运动达到"动汗"的效果可以很好地治疗疾病。

肝藏血，并且负责为血液解毒，肝气郁结不能正常疏泄，就会影响到肝脏的藏血、解毒功能，导致血液里面的垃圾无法及时得到清理而发生堆积。采用"动汗"的方法进行"疏泄"，就能把血液里面的垃圾清理掉，使心脏和肝脏的功能恢复正常。

在中医的治病方法当中，汗法居首，它是最常用也是最重要的一种治病疗疾的方法。所谓出汗法就是采用吃药或其他治疗办法，让病人达到发汗的目的。无论是外感"六淫"引起的病，还是内伤"七情"引发的病，都可以用出汗法进行调治，它是排出体内病邪的一个良好的途径。

从中医角度来讲，所有的疼痛都是由于外邪入侵或身体内部失调导致气血瘀滞引发的，治疗的原则就是疏通经络，促进气血流通，而适当的身体活动正是疏经活血的最好办法，经络气血通畅了，疼痛就会不治自愈。如果活动到出汗，侵入经脉的风、寒、湿等病邪也会随着汗液排出体外，病也就好得快。

上班族可以在申时多加运动，让自己出汗，通过汗液来排除一些体内的毒素，从而让身体机能得到恢复，增强免疫力，进而达到健身祛病的效果。

第二节　办公室电脑族，做好防范，远离辐射

电脑一族，养生从养肝开始

　　很多上班族的工作都离不开电脑，一天八小时盯着电脑屏幕，导致常常出现眼睛干涩、视线模糊、浑身疲倦、情绪不稳定、月经不调等症状。为什么会出现这些情况呢？电脑一族该如何保健呢？下面我们从中医的角度来分析一下。

　　中医认为，目受血而能视，足受血而能步，皮受血而能润，骨受血而能固。意思是说气血充足，我们才能看得清东西，才能健步如飞，皮肤才能滋润，骨骼才能健壮。一旦血液运行发生了障碍，肢体得不到足够的血液，便会麻木不仁、手足不温，皮肤得不到足够的血液，就会干枯，可见血液对人体的重要性。

另外，上班族经常盯着电脑工作，所谓"久视伤肝，久坐伤骨"。而肝藏血，主情志的疏泄，肝就像人体的一个血库，如果伤及肝脏，则血库里的血就不够充足，相继就会出现眼睛干涩、酸痛、流泪、近视、视线模糊、腰膝酸软、手无力、手指不灵活、皮肤出现斑点、情绪不稳定等一系列症状。所以，电脑族养生要从养肝开始。

肝脏是人体最大的解毒器官，人卧则血归肝。夜里23：00～3：00是人体的胆和肝脏气血最旺盛的阶段，也是肝发挥藏血、解毒作用的最佳阶段，肝胆在人睡眠状态下将血液进行解毒后输送到人体。电脑族下班后若仍旧熬夜到凌晨，血液就不能归于肝胆，等于没有经过解毒就重新输送到全身，使毒素回流，从而严重损害身体健康。

因此，电脑一族的健康，不仅仅是上班时做好防护工作，熬夜也是最大的忌讳。如果子时和丑时不好好休息，肝胆得不到修养，血得不到收藏，影响第二天的工作是必然的。总的来说，电脑一族养肝要注意以下几个方面。

（1）注意饮食，要少吃辛辣、刺激性食物，多吃绿色蔬菜。中医认为，青色入肝经，绿色蔬菜可以起到一定的养肝、护肝作用。

（2）要保持良好的情绪，中医讲"肝在志为怒"，也就是情志上表现为怒，肝失衡会影响情绪，使人烦躁；反之，情绪烦躁也会影响到肝。

（3）久视容易伤肝，所以电脑族，应注意隔段时间就要适当换个姿势，按摩按摩眼睛。

医生能通过眼睛来判断肝脏是否健康，甚至能说出有没有患上乙肝这样的诊断。其实，这都得益于"肝开窍于目"，眼睛就好比肝脏的一面镜子，肝脏的疾患在眼睛面前会原形毕露。上班族一定要养好肝，肝脏健康，眼睛才能明亮。

上班族宜常喝五杯茶

电脑辐射一直是上班族讨论的话题，很多人认为过度强调其危害性是小题大做。但不管你信不信，长时间面对电脑，眼睛会发涩，皮肤容易发干，头晕、健忘、易脱发的症状也会出现。如何解决这些问题呢？每天5杯茶，不但可以对抗辐射的侵害，还可以保护眼睛。

（1）绿茶。绿茶含强效的抗氧化剂以及维生素C，不但可以清除体内的自由基，还能分泌出对抗紧张压力的激素。绿茶含有的少量咖啡因可以刺激中枢神经，兴奋精神。绿茶有抗辐射的功效，电脑族平时不妨常饮。

（2）菊花茶。菊花有明目清肝的作用，对治疗眼睛疲劳、视力模糊有很好的疗效。古人很早就知道菊花能保护眼睛，除了涂抹眼睛可消除浮肿之外，电脑族平常泡一杯菊花茶喝，还能消除眼睛疲劳的症状。也可以用菊花和枸杞子一起泡水喝，对人体抗辐射有帮助。不过菊花性寒凉，气虚胃寒的人不要长期饮用。

（3）枸杞茶。枸杞子含有丰富的胡萝卜素、B族维生素、维生素C、钙、铁，具有补肝、益肾、明目的作用。枸杞子本身具有甜味，可以泡茶也可以当作零食食用，对解决"电脑族"眼睛干涩、疲劳都有功效。

（4）杜仲茶。《本草纲目》记载："杜仲，能入肝补肾，补中益精气，坚筋骨，强志，治肾虚腰痛，久服，轻身耐老。"因此，对经常久坐、腰酸背痛的电脑族很有帮助，可以经常饮用。

（5）决明茶。决明子具有清热明目、镇肝气的作用。对于有肝火上冲、青盲内障、头昏头痛症状的上班族来说服用效果很好。另外，决明子含大黄素、大黄酚等有机物，其有规律的缓泻功能有益于排除肠胃积滞、润肠通便。

以上这些茶，也可以说是中草药，都有很好的补肝肾的功效。上班族可以交换着喝，有些还可以配在一起喝。

清理键盘，远离手下的"垃圾场"

电脑族除了要注意屏幕辐射带来的伤害之外，也要注意键盘这个"垃圾场"。有数据统计，电脑键盘内的垃圾平均每月的累计量是2克。这些垃圾大都是不小心掉进去的食物碎屑和一些灰尘。另外，键盘表面还隐藏着无数细菌。

电脑族在肮脏的键盘上打字，细菌和垃圾会污染手指，如果不注重卫生，用手指揉眼睛、抠鼻子和嘴，就会给身体带来潜在危害。比如导致皮肤炎、眼病和肠胃疾病。所以，电脑族必须定期给电脑键盘进行"大扫除"。

（1）拍打键盘。关掉电脑，将键盘从主机上取下。在桌上放张报纸，把键盘翻转朝下，距离桌面10厘米左右，拍打并摇晃。把掉进去的杂物清理出来。

（2）吹掉杂物。如果拍打还清理不掉杂物，可以使用吹风机对准键盘按键上的缝隙吹，以吹掉附着在其中的杂物，然后再旋转朝下并摇晃拍打。

（3）擦洗表面。清理了缝隙中的杂物，接下来就用块软布蘸上稀释的洗涤剂（注意软布不要太湿），擦洗按键表面的污渍和灰尘，然后用吸尘器清理键盘。

（4）彻底清洗。如果你想给键盘来个彻底大扫除，就得将每个按键的帽儿拆下来。普通键盘的键帽部分是可以拆卸的，可以用小螺丝刀把它们撬下来。空格键和回车键等较大的按键帽较难回复原位，所以尽量不要拆。

（5）消毒。键盘擦洗干净后，再蘸上酒精、消毒液或药用双氧水等进行消毒处理，最后用干布将键盘表面擦干即可。

做好以上这五步，键盘"垃圾"基本能被清理掉。电脑族最好每周进行一次大清理，可以在周一早上上班前进行，因为周六日放置两天，容易粘上灰尘，再加上五天的积累，此时正是清理的好时候。

别让"鼠标手"恋上你

电脑如今已经成为上班族工作、生活中必不可少的工具，但随之而来的一系列健康问题一再提醒我们：如果不恰当地使用电脑则会给人体带来很大的伤害。即使是小小的鼠标，如果使用不当，也会成为健康"杀手"。

"鼠标手"就是危害之一，"鼠标手"也就是平常所说的"缩窄性腱鞘炎"，但其损伤的关节比腱鞘炎要多。表现为手指和腕关节疲惫麻木，有的关节活动时还会发出轻微的响声。鼠标比键盘更容易对手造成伤害，而这种疾病多见于女性，其发病率是男性的3倍。

　　为什么会造成"鼠标手"呢？研究发现，这与鼠标放得太高（如放在办公桌或电脑桌面上）有直接关系。鼠标的位置越高，对手腕的损伤越大，鼠标的距离距身体越远，对肩的损伤越大。因为鼠标如果放得太高，握鼠标的手臂便会悬空，肩部肌肉和手臂肌肉就会长时间处于紧张状态，那样很容易引发肩膀发木、手腕酸痛等症状。

　　另外，鼠标也不能距离身体太远，否则前臂容易带着上臂和肩一同前倾，增加颈、肩及腰的压力，长期下来对身体的损伤很大，甚至可能导致骨质增生。

　　所以，上班族坐在电脑前时，身体应该稍向前倾，肩部往后，胸骨可自然弯曲成"C"字状，但"C"字的幅度不应太大。

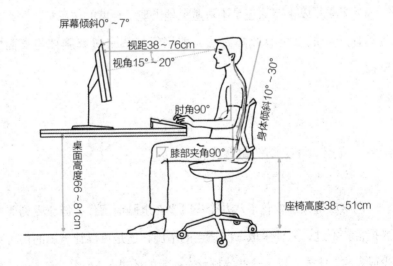

　　另外，上班族要记住下面四句口诀，按照口诀操作，可预防和减少"鼠标手"的发生。

　　（1）定时起身活动。要尽量避免上肢长时间处于固定、机械而频繁活动的工作状态。每工作一小时就应起身活动活动肢体，做一些握拳、捏指等放松手指的动作。

（2）调试适中的座椅高度。使用电脑时，键盘和鼠标的高度，最好低于坐着时的肘部高度，这样有利于减少操作电脑对腰背、颈部肌肉和手肌腱鞘等部位的损伤。另外，最好选用弧度大、接触面宽的鼠标，这样有助于力的分散。

（3）操作多用臂力。移动鼠标时不要用腕力，应尽量靠臂力做，减少手腕受力。不要过于用力敲打键盘及鼠标的按键。

（4）手臂不要悬空。研究发现，腕部在保持0°时，可处于自然平伸状态，这时，操作者感觉最舒服，腕部不适症状的发生率也最低。因此使用鼠标时，手臂不要悬空，以减轻手腕的压力。

如果采用以上方法还是不可避免地出现了轻度的"鼠标手"，再告诉你一个最直接有效的方法，即用鼠标垫来缓解腕部与桌面的摩擦。

学会这几招，让电脑伤害最小化

电脑族每天都要花上八九个小时坐在电脑前工作，健康受到严重的损害。不过，只要采取一些适当的措施，还是可以让电脑的伤害减少很多的。比如，以下这些措施就有一定的效果。

（1）用梳头的方式按摩大脑。上班族在操作电脑时注意力高度集中，大脑容易疲劳。这个时候，时不时地用木质梳子梳头，可以起到按摩头部的作用，有助于缓解大脑疲劳，振奋精神。

（2）在背部放置靠垫。借助靠垫的支撑能使腰部肌肉得到放松，可以有效预防和治疗腰部酸痛。研究发现，使用靠垫还能放松颈部肌肉，有助于预防和治疗颈椎病。

（3）时不时地进行冷敷。如果办公室有冰箱的话，上班族可以准备一些方便的冰袋，既可以用来冷敷疲劳、充血的双眼，也可以用来冷敷额头，缓解疲劳。

（4）在电脑周围喷洒保湿喷雾。电脑显示屏表面存在大量静电，吸附了较多灰尘，并且容易转移到干燥的皮肤上。保湿喷雾既可拯救干燥的皮肤，还能缓解疲劳。

（5）按摩眼部，缓解视疲劳。电脑族注视电脑显示屏时间过长，眼睛容易疲劳、干涩、充血，并会导致视力减退。在眼部按摩器中装上热水热敷或装上冷水冷敷，都有助于保护视力和眼睛健康。

（6）进行一些手腕运动。比如，你可以用哑铃来活动手腕，也可以用装满水的矿泉水瓶，同样有功效。

如果想进一步减少电脑对身体的伤害，电脑族还可以尝试在每周周末的时候，绝不碰电脑，或者每天下班回到家抽出一定时间不玩电脑。虽然这样不能从根本上消除电脑对人体的伤害，但至少可以减少一些，利用业余时间多陪陪家人也是一个很好的选择。

第三节　困乏源于阳虚，做拉伸可缓解疲劳

久坐危害大，小动作缓解劳累

　　大多数上班族从早上八九点进入办公室后，一坐下来就是一整天。即便回到家，也常常是坐在沙发上看电视、玩手机，累计时间可达十多个小时，上班族成了不折不扣的"坐族"。如此长时间地坐着对我们身体的危害是多方面的，主要表现在以下几个方面。

　　（1）易患颈椎病。患颈椎病最主要的一个原因就是久坐。久坐的"坐班族""电脑族""开车族"是颈椎病的高发人群，有专家指出，长期伏案工作人群患颈椎病的概率是一般人群的6倍。

　　（2）久坐使躯体重量全部压在腰骶部，压力承受面分布不均，会引起腰、腹、背部肌肉下垂、疼痛。脊椎肌肉也因循环欠佳而痉挛。

（3）引发前列腺炎。久坐时，人体上半身的重量全压在下半身，位于会阴部的前列腺深受"重压"之害，容易导致前列腺血液循环不好，代谢产物堆积，使得前列腺腺管阻塞，腺液排泄不畅，造成前列腺慢性充血，进而引发前列腺炎。

（4）增加结肠癌的风险。研究发现，久坐上班族患结肠癌的风险要明显高于经常运动的人和体力劳动者。这是因为久坐会使肠道蠕动减弱、减慢，粪便中的有害成分包括致癌物在结肠内滞留并刺激肠黏膜，再加上久坐者腹腔、盆腔、腰骶部血液循环不畅，可导致肠道免疫屏障功能下降。

（5）易引发不孕症。有些女性上班族，在月经期间腹部常发生疼痛，这是因久坐加上缺乏运动，导致气血循环障碍而引起的下腹腔包括盆腔血液循环不畅，会造成卵巢供血不足而缺氧；气滞血瘀也容易导致淋巴或血行性的栓塞，使输卵管不通。这些都容易导致不孕症。

可见，久坐的危害不容小觑，但作为上班族又不得不久坐。唯一的办法就是通过一些措施来有效地缓解久坐的疲劳，以下方法或许对久坐族有所帮助。

（1）甩甩手。身体直立，腿稍弯，双脚分开与肩同宽，两臂向同方向前后摇甩。向后甩时要稍用力，向前甩时不需用力，随力自行摆回即可。甩臂时，两臂要伸直，不可弯曲。

（2）拍胯。身体直立，让膝盖做连续的屈伸运动，同时双臂像拨浪鼓一般左右摆动，且拍打对侧的胯部。摆动双臂时要用腰部的力量带动转身，肩部要放松，拍打时用力要适中。

（3）甩腿。一手扶树或扶墙，先向前甩动小腿，使脚尖向前、向上翘起，然后向后甩动，将脚尖用力向后，脚面绷直，腿亦伸直。在甩腿时，上身保持直立，双腿交换各甩数十次。此法可预防下肢萎缩软弱无力或麻痛、小腿抽筋等。

（4）下蹲。身体直立，双脚稍分开，脚尖朝外，双手叉腰或交叉放在背后；缓慢吸气，同时屈膝下蹲；呼气时，慢慢伸直双腿。做此运动时，背部要挺直，起身动作要缓慢。

（5）扭膝。双脚平行靠拢，屈膝微向下蹲，双手放在膝盖上，膝部前后、左右呈圆圈转动。先向左转，再向右转，各转20次。对下肢乏力、膝关节疼痛有很好的缓解作用。

总之，就是要多动，任何一个姿势长时间保持不变，都会带来疲劳感。久坐虽然是无法避免的，但"动"起来却是上班族可以做出选择的。为了健康，每隔一小时起来活动活动，效果真的不错。

牵拉耳朵，健耳养肾又养心

《素问·阴阳应象大论》中说："肝在窍为目……心在窍为舌……脾在窍为口……肺在窍为鼻……肾在窍为耳。"意思是说，通过五窍的状态可以了解五脏的情况。比如口腔溃疡，多与脾虚有关；眼睛干涩与肝胆火旺有关；双侧耳鸣，则是肾虚的表现。同时，注重外在孔窍的保健会使相应的脏腑受益。

上班族作为久坐人群，腰酸背痛是常态。中医认为，久坐伤肾，而肾主藏精，开窍于耳，所以经常进行一些双耳锻炼法，可起到健肾壮腰、缓解腰酸背痛的作用。

（1）提拉耳尖。用双手拇指、食指夹捏耳郭尖端，向上提拉、揉、捏、摩擦15次，使局部发热、发红。上班族可以在申时做这个动作，能起到清脑明目、养肾等功效，还可防止失眠症。

（2）提拉耳垂。双手食指曲放在耳屏、耳垂处，用食指、拇指提拉耳屏、耳垂，自内向外提拉，手法由轻到重，牵拉的力量以不感到疼痛为限，每次5分钟。对于缓解上班族头昏、神经衰弱、耳鸣等症状有不错的效果。

（3）按摩耳轮。双手握空拳，以拇指、食指沿耳轮上下来回按摩，直至耳轮充血、发热。经常按摩耳轮可以帮助上班族健脑、强肾、聪耳、明目，同时对缓解颈椎病、心慌胸闷、头痛头昏等症状也有较好的效果。

（4）搓弹双耳。双手分别轻捏双耳的耳垂，再搓摩至发红、发热。然后揪住耳垂往下拉，再放手让耳垂弹回。每天3次，每次15遍。这样做可以促进耳朵的血液循环，使上班族以更清醒的状态工作，而且有健肾壮腰的作用。

（5）双手拉耳。左手过头顶向上牵拉右侧耳朵数十次，然后用右手牵拉左耳数十次。这一锻炼可以促进颌下腺、舌下腺的分泌，对喉咙疼痛、有慢性咽炎的上班族能起到缓解疼痛、消除炎症的作用。

（6）全耳按摩。双手掌掌心摩擦发热后，向后按摩耳正面，再向前反折按摩背面，反复按摩5次。可以帮助疏通经络，对肾脏及全身脏器均有保健作用。

以上这些方法，上班族可以根据自己的需要来选择，或单项或几项配合进行，可以在上班的任意时间做这些小运动，只要长期坚持下去，一定能起到保健的作用。

揉一揉双眼，缓解眼睛疲劳

我们已经知道长时间面对电脑屏幕，很容易出现眼睛干涩、疼痛等视疲劳现象。因此，做好眼睛保健是上班族健康的重要一项。我们只要认真做好眼保健操，通过对眼睛周围的穴位进行按摩，就可以通畅眼内气血，消除睫状肌的紧张或痉挛，缓解视疲劳，起到保护视力、防治近视的作用。

具体的眼保健操做法很简单，上班族可以根据下面的方法来练习，只需找准穴位，然后进行适度的按摩，使气血畅通，便能起到缓解疲劳的作用。

（1）太阳穴。此穴位于耳郭前面，前额两侧，外眼角延长线的上方，眉梢与目外眦之间，向后约一横指的凹陷处。两个拇指指腹分别压住左右两个太阳穴，顺时针方向揉10圈，再逆时针进行。

（2）睛明穴。此穴位于目内眦角稍上方凹陷处。做法是：用大拇指和食指端轻轻按揉此穴，每次2分钟。

（3）四白穴。此穴位于人体面部，眼眶下缘正中直下一横指处。做法是：先把左右食指与中指并拢，置于鼻翼两侧，大拇指支撑在下颚骨凹陷处，然后食指不动，放下中指，和其他手指缩回呈握拳状食指所在的位置就是"四白穴"处，轻轻点揉即可。

（4）天应穴。此穴为阿是穴，为痛点。做法是以左右大拇指指肚按左右眉头下面的上眶角处，其他四指散开并弯曲如弓状，支在前额上，拇指轻轻点揉，如有酸痛则点揉的时间可以长一点儿。

当感觉眼睛疲劳不适的时候，就可以闭上双眼，将上述每个动作认认真真地做4～5遍。通过按揉后，再次睁开双眼就会感到视线很清晰，不适感消退。当然，如果你觉得找不准穴位或者觉得操作太难，也可以通过转眼球和热敷眼睛来缓解视疲劳。

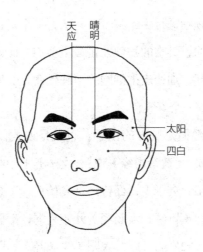

（1）转眼球。正视前方，头正直，目微闭，按圆形轨道转眼球，速度要慢，转眼的要领在于动眼，保持头不动。顺时针转完20次后，再逆时针旋转20次。转完之后，如果感到后颈发酸，可以按摩颈部的肌肉，酸痛感即消失，而这时你会感觉眼部变得异常轻松。

（2）双手热敷眼睛。迅速将双手搓热，越热越好，眼睛微闭，以掌根部位敷在眼部，当手掌热度消耗殆尽后重新搓手做下一次。每组做5次，每天可做3组。

不管是按揉、转动，还是热敷，都是通过使眼部周围的经络气血畅通，从而更好地为眼睛提供血液，所谓目得血而能视，经常这样做，眼睛就不再疲劳了。

搓揉面部，通畅血液精神好

对于一些女性上班族来说，美容是一笔不小的开支，很多人不满足于手法美容而频频进行手术整容。其实，一个真正的好容颜，不是动手术就能形成的，日常的护理才是最重要的。比如，勤搓面可以促进脸部的血液循环，加速皮下细胞的新陈代谢，长期保持这个良好的习惯，能让你拥有一个好气色。

中医认为，颜面是脏腑的镜子，也就是说我们外表的情况其实是内在脏腑的反映。《黄帝内经》说："女子五七阳明脉衰，面始焦，发始堕。六七三阳脉衰于上，面皆焦，发始白。"意思就是说，女人到了35岁，阳明脉（胃经、大肠经）开始衰弱，颜面不滋润，缺乏弹性，开始掉头发。42岁的时候，太阳（膀胱经）、阳明（胃经、大肠经）、少阳（胆经、三焦经）三个阳脉在头面部虚衰，颜面焦枯，头发变白。

我们知道，颧骨、额头、两颊、上唇是足阳明胃经的领地，鼻子两侧、下唇是手阳明大肠经的领地。阳明经差不多覆盖了整个脸部，肠胃功能不好，脸色就会不好看。所以，胃气充盈、肠道功能正常时，脸上自然容光焕发。头部的侧面，包括耳朵、耳前区域是足少阳胆经、手少阳三焦经的领地。多数人40多岁鬓角出现白发，就是少阳之气开始变得虚弱的缘故。所以要养颜，首先要保证这些经络的畅通，使气血合理地运行。

搓面就是一个很好的刺激面部经络的方法。具体做法是：把双手反复、快速搓热，然后置于鼻子两侧，由下而上轻轻抚触至额头，再向下抚触脸颊，手掌热度下降后，再搓热并重复上述动作。搓面的力度要轻柔，以面部微发热、红润为度。

上班族经常搓面有改善面部血液循环的作用，可使面部红润有光泽，消除上班时的疲劳，对面部的色素沉着、黄褐斑等症状有改善作用。长期坚持可延缓颜面衰老，推迟老年斑的产生。气候干燥时，可先用热水洗脸，擦干后涂上护肤膏，然后再搓面，可滋润皮肤，防止皲裂。

伸展四肢，养筋骨，调元气

上班族整天伏案工作，长时间保持坐姿，很容易感到疲劳，同时也不利于身体健康，比如对颈椎、腰椎都会产生一定的伤害。所以，上班期间时不时地起来活动一下四肢，伸展筋骨，既可以缓解酸痛等不适症状，还可以调元气。具体可以做以下几个动作。

（1）上肢平举拉伸。正坐在椅子上，双臂平举与肩平，再将平举的双手立起来，坚持5秒，放下手臂，重复以上动作，10次为1组，每日做3～5组。可舒缓肩背肌肉的紧张，促进上肢的经络疏通。

（2）直腿抬高运动。坐在椅子上，将大腿、小腿完全伸直，抬高至足跟离开地面约25厘米，保持这个姿势2～3秒，然后慢慢放下，如此为一个标准动作。每次锻炼至少做20个，每天可以在上下午分别做2组练习。这个动作可以帮助舒展腿部，增强腰部力量，缓解疲劳。

（3）手指抓伸训练。手指抓伸时，前臂微屈45°，五指张开，手指屈曲并握拳，然后伸直，此为1次。五指屈伸的频率为90～120次／分钟，抓伸时间可以根据练习的水平逐渐增加。需要注意的是，刚开始练习时，要适可而止。这个动作可以让长时间敲打键盘和握鼠标的双手得到放松。

（4）腕、踝关节旋转。缓慢向内、向外旋转腕、踝关节。旋转时，速度要慢，越和缓越好。这个动作看起来很简单，却能调节十二条经络的原穴（脏腑元气输注、经过和留止于十二经脉四肢部的腧穴，称为"原穴"），因为十二经的原穴分布在腕、踝关节上或附近。元气源于肾间动气，是人体生命活动的原动力，通过三焦运行于五脏六腑，通达头身四肢，是十二经脉维持正常生理功能的根本。

实践发现，腕部、踝部转动100下后，即有发热的感觉，这是元气被调动的结果。腕、踝关节旋转的方法，简单实用，贵在坚持，身体才能受益。

第七章

酉时下班，准备一顿
健康晚餐吧

　　酉时是指17:00～19:00，又名日入、日落、傍晚，意为太阳落山的时候。这个时候上班族基本快结束一天的工作了，下班后除了放松之外，也该好好款待一下自己的胃。或许此时你还在回家的路上，不过不要紧，健康晚餐是少不了的。

胆 子(23:00-1:00)

肝 丑(1:00-3:00)

肺 寅(3:00-5:00)

大肠 卯(5:00-7:00)

胃 辰(7:00-9:00)

脾 巳(9:00-11:00)

心 午(11:00-13:00)

小肠 未(13:00-15:00)

膀胱 申(15:00-17:00)

肾 酉(17:00-19:00)

心包 戌(19:00-21:00)

三焦 亥(21:00-23:00)

第一节　酉时肾经当令，此时养生宜休息

肾经，酉时值班的"智者"

酉时（17：00～19：00）是肾经经气最旺盛的时候，此时肾经当令，中医认为，肾主藏精，扮演着"先天之本，寿夭之根"的角色。人体在申时进行泻火排毒，酉时就是肾脏储藏精华的阶段，此时，肾发挥着巨大的作用，所以，酉时养肾很重要。

上班族要想精神焕发大脑敏锐，工作效率高，就应该在酉时养好肾经。中医认为，肾经与智力有关系，因为肾藏精，精生髓，髓聚而成脑。脑是人体内的"元阳之府"，人的视觉、听觉、嗅觉、感觉及思维记忆功能都源于此，而髓海的充实则依赖肾气的温煦和充养。

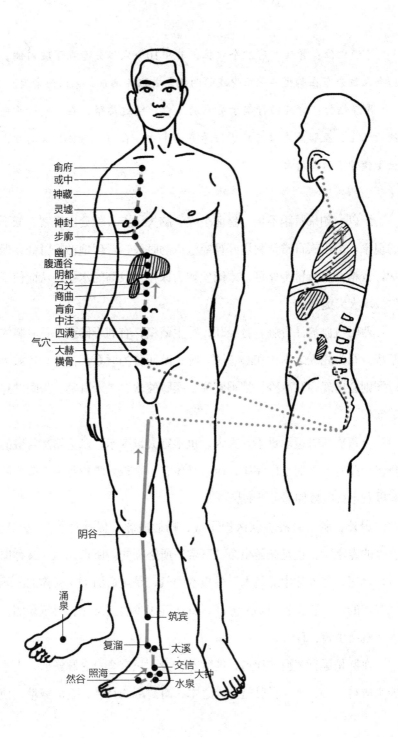

俞府
或中
神藏
灵墟
神封
步廊
幽门
腹通谷
阴都
石关
商曲
肓俞
中注
四满
气穴
大赫
横骨

阴谷

涌泉

筑宾
复溜
太溪
照海
然谷
交信
大钟
水泉

肾经穴位：肾经共有27个穴位，其中10个穴位分布在下肢内侧，17个穴位分布在胸腹部前正中线的两侧，首穴为涌泉，末穴为俞府。

肾经循行：肾经循行起于足底涌泉穴。绕过足跟，在下肢行于内侧后缘上行至腹。在腹部行于任脉旁开半寸，在胸部行任脉旁二寸，止于锁骨下的俞府穴。

所以，如果肾精不足、髓海空虚、脑失所养，就会出现智力低下的现象。上班族日常要利用好肾经值班的时段，合理地循按肾经，保护好肾精。只有肾精充足，才能使智力保持在较高的水平，从而使工作效率大大提高。

酉时气血流注肾脏。肾经旺，肾主藏精，有利于储藏一日脏腑的精华。肾为先天之本，和心、肝、脾、肺四脏的联系都很密切。如果肾弱则会出现四肢冰冷、精神萎靡、腰膝酸软、头晕耳鸣、失眠健忘等症状。

上班族酉时运动量不宜太大，也不宜大量喝水，以免增加肾脏的负担。此时一天的工作完毕，应适当休息。下班后骑自行车、散步回家以及上楼爬楼梯都可以锻炼肾经。

另外，刺激肾经可以保护元气、畅通血脉、保养肾脏，是"抗衰老的专家"，也是充盈生命"三宝"所必需的。所谓元气，又称原气、真气，是人体中最基本、最根本的气，是生命活动所必需的。元气充沛的人，脏腑组织功能健旺，身体健康少病。反之，元气衰弱，人体就会生病、衰老。

血脉是运行气血的通道，能营养全身，只有全身血脉畅通，人才能生成精、气、神。肾脏是先天之本，有封藏的特性，它能藏精，使之不随意外泄，另将肾精化为肾气，从而与人体的生、长、壮、老、死的生命过程密切相关。因此，酉时养好肾对上班族来说，不但精气神倍加，还能延缓衰老。

酉时养肾正当时

酉时是肾经当令，中医对肾很关注而且很注重养肾，因为肾主藏精，精气足，人才能精力旺盛。

什么是"精"呢？打个比方，"精"就像"钱"，可以买许多东西，也能够做许多事情。人体细胞组织哪里出问题了，"精"就会马上过去变成它或帮助它。

所以，"精"是支持人体生命活动的最基本的物质。而肾就是充分发挥其秘藏"精"的功能，让"精"在最关键的时候发挥作用。

肾的府第位于腰部，左右各一个，故有"腰为肾之府"之说。肾主藏精，有"先天之本"之称，主生长、发育、生殖，为全身阴阳之根本。此外，肾主水液，主纳气。如果一个人的肾气亏损，就会表现为腰膝酸软、易生疾病、易衰老。

在申时人体开始排毒泻火，到了酉时肾则开始保存精华，藏精气。所以肾阳虚的上班族，酉时补肾阳最为有效。另外，要注意如果在晚上五点至七点的时候发低烧，这是身体不好的一个表现，说明肾气伤了。

中医一直以来特别注重补肾，人活一口气，实际上就是指肾中的元气，如果一个人的元气调动不起来就没有精神。补元气的方法不需要用药物来调动，只需注意日常饮食即可。酉时正是进食晚餐的时间，晚餐宜早、宜少，可饮一小杯酒，不可至醉。盐的摄入应适量，过量的盐会加重心脏、肾脏等器官的负担。

大部分的上班族，早餐、午餐都随便吃，所有的亏空就等晚餐来补，而且在大吃大喝之后也没有活动的时间。晚餐时吃大量的肉、蛋、奶等高蛋白食品，会使尿液中的钙量增加，一方面降低了体内的钙贮存，容易诱发儿童佝偻病、青少年近视和其他骨质疏松症；另一方面尿液中钙浓度高，罹患尿路结石病的可能性就会大大提高。这样的饮食习惯是极其不健康的。

此外，如果体内摄入的蛋白质过多，体内的食物就会因消化系统吸收不了而滞留于肠道内，会变质，产生氨、硫化氢等毒素，刺激肠壁，诱发癌症。所以，酉时的晚餐也不可以小视，晚餐应吃一些素菜和易于消化的碳水化合物，切记不要吃太饱，否则增加胃肠消化的负担，不利于健康。

下班时喝杯水，有利于肾脏排毒

上班族每天都在喝水，但却很少有人知道如何健康地喝上"一杯水"。喝水不仅仅是为了解决口渴的问题，喝对了还能排毒治病。比如，为什么一杯水对治疗病毒性肝炎能产生效果？恐怕没几个人知道原因。其实，"水"不仅是治疗肝病的良药，对治疗肾病，如尿结石、肾结石、肾虚等都非常有效。

我们知道，肾脏是身体的过滤器，它们从血液中滤出废物，将其在水中稀释，然后通过尿液排泄出去，这应当是一个有效的过滤过程。如果有毒废物累积，血液将被堵塞，将有患尿毒症的危险。在肾脏中累积的过量垃圾可能黏在一起形成肾结石，而在治疗期间，大量饮水是一种很有效的排毒疗法。

病毒性肝炎的患者多由肝肾阴虚引起。中医认为，肾主水，肝主木。树木没有水了，极度缺乏时是不是就会枯死？所以说，病毒性肝炎就是肾水不养肝木了，中医称为"水不涵木"。肾水为什么不养肝木呢？是不是肾水本身出了问题？这好比水质不好，水受污染了，那么浇到树上就会不起作用，还有可能把树毒死。所以，最好的办法就是排出肾水里的毒。

因此，肝不好的上班族，要多喝水，除了平时每天喝的水外，更别忘了下午酉时（17:00～19:00）的那杯水。这可是关系到你健康的"一杯水"。上班族在下班之前一定要喝一杯水，这样就能把聚集在肾脏中的毒素排出体外了。

酉时下班，练练逍遥步

锻炼身体、修炼功法能使你获得一个良好的精神状态。上班族不妨在下班后的路上练练逍遥步。酉时是肾经气血最旺、功能最稳定的时候，此时适当的运动有利于促进饮食的消化吸收，增强脾胃的功能，防止各种胃肠病的发生。

在肾经当令的酉时练习，可以充分调动肾之精气，练精化气，练气化精，使人血盈、气足、神旺。此时，正值下班时间，最适合的运动就是练习逍遥步，具体方法如下。

（1）行走时双肩要完全放松，双肩带动颈、胸、腰、胯和手臂的运动，双手手指自然弯曲，手腕略微向内侧转动，使双手的劳宫穴（握拳时中指尖指向处）始终处于相对的状态。

（2）行走的过程中双脚左右相隔约10厘米，膝关节略微弯曲，向前迈步如猫，类似于走模特步。抬腿时，脚跟先提起，大脚趾轻点地，落脚时，脚跟内侧先着地，脚尖跷起，如此循环向前走。

（3）在呼吸和意念上强调遵循"意气相随、意到气到、随意观想"的原则。呼吸以腹式呼吸为主，要求呼吸深慢细长。呼吸与步子不需要一致，一次呼吸过程少则走几步，多则可走20步。但在不憋气的情况下，一次呼吸过程越长，走得越远，说明你的身体越健康，锻炼的效果也越好。

逍遥步既能畅通脏腑经络，又能锻炼四肢筋骨，非常适合上班族下班时健身锻炼。在行走的过程中，手脚的来回摆动，相互导引，将人体的手三阴、手三阳和足三阴、足三阳等十二条主经全部调动起来，起到了舒经活络、调和气血、平衡阴阳的作用，促进气血在全身的通畅运行，并延缓衰老。

肾虚分阴阳，上班族补肾要对症

肾虚是很多上班族存在的健康问题，引起的原因有很多，比如久坐、长时间熬夜、压力大等。在治疗上也存在误区，有人认为肾虚了就要壮阳。其实，肾虚也分阴阳，阴虚就要滋阴，阳虚就要补阳，做到对症施治才有效。

那么，肾阴虚和肾阳虚吃什么来进补呢？

我们先说阳虚，因为阳虚的上班族占大多数。阳虚的人怕冷，会出现腰膝酸软、手脚冰凉、性欲差、尿多、易疲劳等症状。阳少了，就虚了，就必须把阳补上，通常也叫作"壮阳"，市面上的壮阳药，都是用来治阳虚的。

不过，阳虚最好还是通过食物来进补。酉时（17:00～19:00），肾阳最旺，这时大家可以做一道简单的菜来滋补我们的肾阳。

羊肉煲大虾

原料：羊肉200克，大蒜40克，虾米50克，盐适量。

做法：将羊肉洗净，切片，与虾米、大蒜同煮，肉熟后加盐调味，吃虾米、羊肉，喝汤。

功效：只要连续吃上一周，效果就特别好，因为羊肉和虾米都有很好的温补壮阳作用。

特别强调的是，治肾阳虚不管用哪种方法最好选在酉时。

酉时补肾，吃一顿顶十顿。

另一个是肾阴虚，肾阴虚主要是热病，像潮热盗汗、五心烦热、失眠多梦、遗精、妇女经少经闭等，都是阴虚的症状。这里要说下"六味地黄丸"，这是一种滋阴补肾药，阴虚的上班族如果嘴不干，牙龈也没有肿痛，就可以吃六味地黄丸。

另外，在饮食方面，也可以吃些黑木耳、黑芝麻、枸杞子、小核桃、山药、贝类等。但需要注意的是，生萝卜、生黄瓜、生地瓜以及西瓜要少吃。

　　还有不少上班族是肾阴、肾阳皆虚的情况，这时候最好选用金匮肾气丸和六味地黄丸，金匮肾气丸可以补阳，而六味地黄丸又是滋阴的代表，两者合用可以达到滋阴补阳的效果。

第二节　下班好心情，别忘了路上的安全

徒步回家，更健康的生活方式

上班族回家的方式有多种，有的坐公交、乘地铁，有的自己开车，有的骑车，也有的步行。在这些方式中，徒步行走可谓是最健康的方式，它具有其他方式不具备的好处。从运动健身的角度来看，徒步回家可以获得以下几种益处。

（1）长期坚持步行回家，可以使身体强壮，增强心肌功能，改善血液循环，同时促进胃液分泌，使早餐中所含的营养物质在体内加快消化和吸收，而且可以减肥。实验证明，如果一周有四次45分钟轻快的步行，无须改变饮食习惯，体重就会下降。

（2）可以缓解压力和解除忧虑，使大脑思维活动变得更清晰、

活跃，提高工作效率。有研究表明，运动可以缓解脑中的内啡肽，减轻疼痛感并有镇定的功效。步行也可以提高夜间的睡眠质量。

（3）步行时伴以昂首远望，可以有助于调整长期伏案的姿势，防治颈椎病。经常步行可以使骨骼变得强健，减少患骨质疏松症的可能性。

（4）减少得乳腺癌的可能性。最近的研究成果显示，在始终保持定期步行的女性中，高达42%的女性能够预防乳腺癌。

如果你想要受益于以上诸多好处，最好是坚持每天步行回家。一般来说，大多数上班族每天平均会走3000～4000步。而最新的调查显示，要想保持身体健康并达到最理想的状态，每人每天应该走10000步。

如果家离公司在5千米之内的话，选择走路回家是比较合适的。每天行走40分钟，这样的健身计划对于那些整天繁忙的上班族来说再合适不过了。很多人都说自己忙完工作忙生活，没有时间锻炼。鲁迅曾经说过："时间好像海绵里的水，只要愿意挤，总还是有的。"这句话用在锻炼上也是适用的。

"走班族"这样走对健康有益

随着都市生活节奏的加快，上班族整日端坐在办公桌前忙碌，极度缺乏运动，即便是想通过锻炼身体来缓解自己的工作压力，也苦于没有时间。其实，时间是挤出来的，有一些上班族就开始利用业余时间，不挤公交，不开车，通过上下班走路来健身，这一群人被称为

"走班族"。

事实证明，步行的确是一种增强体质和增强免疫力的理想运动方法，它能够促进心血管的血液流通，为心肺功能提供锻炼的机会，还能加快血液循环和新陈代谢。但要想通过步行达到更好的健身效果，需要掌握以下要诀。

（1）掌握正确的呼吸方法。步行虽然是一种缓慢的运动，但距离长了也容易呼吸急促，呼吸方法最好采用口和鼻同时呼吸，以口呼吸为主。呼吸要有节奏，一般是两步一呼，再两步一吸。

（2）步态要端正。也就是步行时的姿态，要求保持正直的上身姿势，眼看前方，颈部肌肉放松，双臂自然地向前后摆动。

（3）合理的步频。步频是指脚步的频率，是步行获取锻炼效果的重要指标，不同的步频有不同的锻炼效果。比如放松走，路程约不少于2千米，频率不低于50～70步/分，步态放松，可以使心情愉悦。又如快步走，路程为3000～5000注，步频轻快约120步/分，步态平稳向前，有利于减肥。

另外，走路的时候尽量提臀，慢慢踮起脚尖，这样才能达到更好的效果。试着用脚后跟先着地，把身体的重心转移到脚底外侧，随之再转移到脚掌下面接近脚趾根的部位，让身体的每个部位都处于放松状态，径直向前走，呼吸要有节奏，保持身体平衡。

对于"走班族"来说，还有一些事情值得注意。比如长距离步行最好选择平底鞋，这就要求"走班族"在办公室备好一双运动鞋，下班的时候换上。总之，只要你坚持不懈，哪怕是每天步行10分钟，健康水平也会有大幅度的提高。而且步行不像慢跑消耗的体力大，可以让你更容易坚持下去。

爱上骑行，下班骑车回家更健身

生活和工作的压力，再加上因为缺乏体育锻炼、久坐不动、长时间处在空调环境中、长时间面对电脑等因素，上班族的健康出现了各种各样的问题。如果你想摆脱这些困扰，就开始运动吧！骑车下班就是一个不错的选择。

我们知道，骑自行车是有氧运动，对身体生理机能的促进作用是很明显的。骑车时，通过肌肉有节奏的收缩和舒张，能促进血液循环，从而锻炼心肺功能，提高人体有氧工作能力。同时，通过对方向的判断和控制，骑自行车可以锻炼人的平衡能力和协调性，还可以提高中枢神经系统的灵活性。

不过骑自行车时，姿势要正确，心情要放松。具体的姿势是：上身要轻微前倾，双臂伸直，双眼平视，注意力要集中。蹬车时，前脚掌用力，身体保持平衡不摇晃。遇到上坡和逆风时，身体要前倾，下坡或顺风时，身体要正直，注意下坡安全。

另外，呼吸要与车速配合好，采用腹式呼吸，尽量用鼻呼吸。还应经常变换手握把手的位置，注意一定的节奏，可快骑与慢骑交替进行，先慢骑几分钟，再快骑几分钟，循环几次，也可有效地锻炼人的心肺功能。

骑车方式不能一成不变。平常下班骑车只能保持最低的健身水准，这是因为通常的骑车方式在骑行的强度、时间上基本一成不变。从人体生理上讲，人的机体适应力是人的本能，也就是人体可迅速适应来自外界的一切刺激。如果骑行速度不变，当人体完全适应了这种刺激时，健身的意义就没有了。

所以，你还可以尝试其他力量型骑法，根据不同的条件用力去骑行，如上坡、下坡，不但可以有效地提高双腿的力量或耐力素质，还可以预防大腿骨骼疾患。比如有氧性骑车法，主要是以中速骑行，一般骑30分钟左右，注意加深呼吸，对减肥很有效果，同时对心肺功能的提高也很有好处。

不管你骑行的目的是什么，都要把握好运动负荷。比如，以健身为目的的骑行，每次骑车时间应不少于20分钟，每周骑行5次，长期坚持，会得到明显的健身效果。

乘车时忌长时间看移动电视

如今，许多城市的公交车上都装上了移动电视，上班族在乘坐这样的公交车时就能看到电视节目了，这给上班族带来了很大方便，既可以排解乘车的无聊，又可以利用乘车的这段时间关注国内外发生的大事，真是一举两得。但长时间在晃动的公交车上看电视容易产生不适，对眼睛有一定的伤害。

我们的眼睛在看距离相对固定的物体时，睫状肌的收缩和伸张能保持相对稳定，眼睛不会在短时间内感到疲劳。而在公交车上，经常会出现较大的颠簸和摇晃，电视屏幕也会随车厢一起颤动，为了看清屏幕上的图像和字幕，睫状肌就要被迫不停地调节，容易产生视觉疲劳。

另外，由于公交车上空间有限，车上人多时，有的人离得很近，有的人则离得很远，为了把图像看清楚，眼睛的调节经常处于紧张状态。有的人刚好坐在电视机下面，会仰着头看电视，时间久了，除了对眼睛有伤害，颈部肌肉也会感到酸痛、疲劳。还有的人站在与屏幕偏斜角度大的地方看，这样更容易产生视觉疲劳。

以上这些情况，很容易使人的眼睛出现干涩、酸胀、疼痛等不适症状，加重近视，甚至诱发青光眼急性发作。所以，在公交车上，最好不要长时间看电视，可以看一会儿，再闭上眼睛休息一会儿，或是看看车窗外的景色，让眼睛放松。

除此之外，上班族可以利用坐车的时间做做眼保健操。具体方法是：自然闭上眼睛，双手握拳，大拇指弯曲，用拇指指背轻擦上眼皮，左右共10次。还可以用拇指和食指揪住眉心，然后突然放开，再揪，再放开，连续10余次，另一只手同时在脑后发际处向下捋。

特别需要提醒的是，在车上看手机和看电视一样会引起视觉疲劳，损害眼睛健康。有些上班族乘车时看手机、看电视很投入，以至坐过站，或是到站了才匆匆下车，这样很容易发生事故。所以，在公交车进站、停车、出站时，应当随时注意集中精力。

挤地铁，别挤出健康问题

城市四通八达的地铁线路，为上班族的出行带来了极大的便利。因为地铁更为便捷、实惠，上班族对地铁的依赖程度越来越高。和之前相比，上班族在地铁这个封闭的空间内，停留的时间也变得更长，这样无形中就给健康带来了一定的影响。

　　首先，是呼吸道传染性疾病。在我国，一年四季都是呼吸道传染疾病（感冒、流感、肺结核等）的高发季节。由于地铁内空气较污浊、人流量大、拥挤，体质较弱的人被传染的概率会大大提高。因此，上班族应该特别注意。

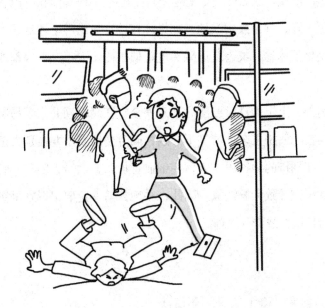

　　其次，因为地铁狭小的空间，上班族乘坐地铁容易产生心理障碍。调查显示，55.42%的人在拥挤的地铁中有点儿不耐烦，35.78%的人极其烦躁，仅8.8%的人心理没受到影响。人处于拥挤、空气流通不畅的环境中，往往会出现明显的焦虑情绪，相当一部分人感到愤怒和无助。也因此，常处在高密度环境下的人，儿茶酚胺含量会升高，引起血压升高和心动过速，极易引发心脑血管疾病。

　　虽然地铁存在诸多的不利，尤其是上下班的高峰时期，拥挤是常态，但作为上班族不得不选择这样一个交通工具。如何更安全地乘坐地铁呢？这就要求上班族在地铁上做一些自我保护，以免受到不必要的伤害。

早上乘坐地铁时，有些上班族不吃早餐，或是晚上没睡好，加之车厢内拥挤、氧气稀薄，很可能会虚脱。虚脱时，会出现面色苍白、虚汗淋漓、头昏眼花、恶心呕吐、心跳加快等症状，严重时会引起血压下降，甚至跌倒在地。如果你在地铁里出现上述症状，最好的方法是坐下休息，或者就近购买电解质平衡水喝下，一般都能够自行恢复。

另外，上下地铁时要随时注意安全，在高峰期非常容易出事故。如果实在无法挤上车，就等下一趟，同时要注意不要被别人挤下车或站台。在拥挤的地铁里，人体毛细血管扩张，供给大脑和心脏的血液就会减少，导致大脑缺氧。因此，乘地铁前一定要记得吃早餐或准备一瓶含糖饮料或带几块糖。

下班回到家，换上家居服更健康

由于工作的需要，上班族在上班期间的穿着都比较正式，这样的穿着让人显得精神。不过，一旦下班回到家，就应该及时换上舒适的家居服，因为换下一身的工作服不仅能使身体得到放松，更重要的是带来健康。

首先，换装可以得到更好的休息。不同的职业有不同的职业服，比如销售人员一般是西装革履，餐饮服务人员有专门的工作服等。这些服装都显示了功能上和心理上的需要。从功能上的需要来说，比如西服在交际的场合显得很正式，给人精干的印象。但由于西服的束缚感比较强，回家后换上轻便、舒适、美观的家居服，则使人的举止、言谈更加随意，精神更放松，得到充分的休息。

其次，避免灰尘等脏物污染室内环境。外衣容易脏污，例如煤烟、灰浆、油漆、餐桌上的食品、化妆品等都会污染外衣，更主要的是尘土。人体各部位在活动时，皮肤和衣服之间，以及衣服和衣服之间互相摩擦会产生静电。尤其是涤纶、腈纶、氯纶、丙纶等织物的衣服更容易产生静电，静电有很强的吸尘作用，会从空气中吸附大量尘土，这是外层衣服污染的重要原因。如果回家不换外衣，衣服上的脏物及尘土就会污染室内其他物品，把污染物带到各个角落。

最后，防止有害气体进入室内。衣服能从外界空气中吸收不等量的有害气体。这些有害气体有的气味难闻，如氨、硫化氢、氯等；有的无气味，如一氧化碳、二氧化碳等。衣服从有害气体浓度较高的地方吸收了大量的毒性气体。例如，某些工业车间的空气含有毒性的气体和粉尘，会附着在工作服上。这些有毒气体和粉尘，会随着人们的活动释放到其他地方。在这种情况下，衣服可作为有害气体、粉尘的传播体和空气的污染源。因此，回到家就应该立即换衣服。

尤其需要注意的是，从事生产、加工的上班族，不宜把工作服穿回家。为了避免工作服带来的污染，你必须做到以下几点。

（1）工作服要及时更换和清洗，否则蓄积其上的污染物可透过工作服污染皮肤和内衣；清洗时应与其他衣物分开，以免发生交叉感染；不要用日常衣服代替工作服。

（2）不要穿着工作服到非工作场所，例如食堂、幼儿园及其他公共场所；不要穿着工作服、戴着工作帽回家，下班时要脱去工作服和帽子，放在专用柜内或衣架上，换上日常服装。然后，一定要洗手、洗脸。

总之，工作服能从工作的各种环境中污染上细菌、霉菌、虫卵等微生物。这些微生物无味，肉眼又看不见，不容易引起注意。如果回家不及时换衣，这些病菌就很容易散布到家中的其他地方，这样衣服就变成了有害微生物的传播体和空气的传染源。尤其是在有传染病环境中工作的上班族，如医生、护士，更不要穿着工作服去公共场所或回家。

第三节　上班族的晚餐，怎么吃才更健康

晚餐太丰盛，疾病易上身

上班族的工作紧张又繁忙，早餐和午餐会随便对付，晚上下班后，时间充裕了，就想好好地吃一顿。以往我们强调晚餐要吃少，但是，现在大部分上班族却把晚餐作为一天中的正餐，吃得过于丰盛。从养生的角度来讲，这是不健康的，晚饭吃得过饱，对身体的危害很大。

（1）容易导致肥胖。晚餐吃得过饱，多余的热量合成脂肪在体内储存，可使人发胖。因此，晚餐摄入的热量不应超过全天摄入的总热量的30%，这对于防止和控制发胖至关重要。

（2）失眠多梦。晚餐过饱，鼓胀的肠胃会对周围的器官造成压

迫，使大脑相应部位的细胞活跃起来，诱发各种各样的噩梦，甚至失眠。噩梦常使人疲劳。久而久之，会引发神经衰弱等疾病。

（3）导致血压升高。晚餐过多进食肉类，不但会增加肠胃负担，而且还会使血压猛然上升。而人在睡觉时血流速度大大减慢，大量血脂就会沉积在血管壁上，从而引起动脉粥样硬化。实验证明，晚餐经常吃荤食的人比经常吃素食的人血脂一般要高2～3倍。

（4）诱发胰腺炎。晚餐吃得过好、过饱，再过多饮酒的话，很容易诱发急性胰腺炎，使人在睡眠中休克。如果壶腹部原有结石嵌顿、蛔虫梗死以及慢性胆道感染，则更容易因诱发急性胰腺炎而猝死。

（5）形成尿路结石。人体排尿高峰一般在饭后4～5小时，而晚餐吃得过晚，晚餐后产生的尿液就会全部潴留在尿路中，不能及时排出体外。这样，尿路中尿液的钙含量就会不断增加，久而久之就会形成尿路结石。

（6）诱发冠心病。晚餐摄入过多热量，可引起胆固醇增高。而过多的胆固醇运载到动脉壁堆积起来，就会成为诱发动脉硬化和冠心病的主要原因。

（7）导致大肠癌。如果一天的食物大部分由晚餐摄入，这些物质在大肠内受到厌氧菌的作用，就会产生有害物质。这些物质可增加肝肾的负担和对大脑的毒性刺激，加之睡眠时肠的蠕动减少，又会相对延长这些物质在肠腔内停留的时间，从而易导致大肠癌。

由此可见，晚餐如果吃得过于丰盛的话，带来的健康隐患是巨大的。上班族不可因为忙碌而忽视一日三餐的健康，早上和中午多花些心思把饭吃好，晚餐就不至于胡吃海喝，这样才有利于健康。

脑力上班族，晚餐宜多吃补脑食物

都市上班族大多数属于脑力劳动者，基本属于坐班一族，肌肉活动较少，主要从事脑力劳动。那么，对于这样一群人来说，怎样通过食物营养来提高大脑的工作效率呢？

研究发现，虽然人脑的重量只占人体重量的2%左右，但大脑消耗的能量却占全身消耗能量的20%。人体消耗的能量主要由膳食中的糖、脂肪和蛋白质提供。但人脑在利用能源的特性上与其他器官不同，它主要依靠血液中的葡萄糖（血糖）氧化供给能量。大脑对血糖极为敏感，人脑每天消耗116～145克的糖，当血糖浓度降低时，脑的耗氧量也下降，轻者感到头昏、疲倦，重者则会发生昏迷。因此，一定的血糖浓度对保证人脑复杂机能的完成是十分重要的。

另外，蛋白质在大脑中含量最高。脑细胞在代谢过程中需要大量的蛋白质来补充更新。实验证明，食入不同含量的蛋白质食物对大脑活动有显著影响。增加食物中的蛋白质含量，能增强大脑皮层的兴奋和抑制作用，而且蛋白质中的赖氨酸还能消除脑细胞在代谢中产生的氯的毒性，有保护大脑的作用。

人脑所需要的脂类主要是脑磷脂和卵磷脂，它们有补脑作用，能使人精力充沛，使工作和学习的持久性增强，对神经衰弱有较好的疗效。另外，科学家研究发现，人在长期从事紧张的脑力劳动时，机体可出现脂质代谢障碍，使血清胆固醇含量增高，引发高脂血症和肥胖症。紧张的神经活动还能增加机体对维生素C、烟酸、B族维生素的需求量。

　　总而言之，脑力劳动者的营养从其工作特点及其对营养素的需要看，应以补充脑组织活动的能源，构成脑细胞的磷脂或不饱和脂肪酸以参与调节脑细胞兴奋或抑制的蛋白质、维生素A和微量元素等为重点。大脑所需食物营养成分表如下：

所需营养素	食　物
碳水化合物	大米、面粉、小米、玉米、红枣、桂圆、蜂蜜等
优质蛋白质	蛋类、鱼类、禽类、瘦肉等
不饱和脂肪酸	植物油、葵花子、南瓜子、花生、西瓜子、核桃、鱼、虾等
脑磷脂	猪脑、羊脑等，富含卵磷脂的食物存在于鸡蛋黄、鸭蛋黄、鹌鹑蛋黄、大豆及其制品中
维生素A	动物肝脏、乳类、蛋类、胡萝卜、韭菜等
B族维生素	谷类、豆类、花生、核桃、芝麻、蘑菇、蔬菜、蛋类、奶类、瘦猪肉、酵母、鳝鱼等
维生素C	猕猴桃、柑橘、柠檬、柚子、菜花、绿叶蔬菜、辣椒、西红柿等

　　运动量较少的，尤其是中年以上的脑力劳动者，由于热能摄取量较少，应特别注意保证有足够的优质蛋白质和维生素的摄入，减少纯糖、纯油脂食物的摄入量，增加蔬菜、水果的摄入量，科学安排一日三餐。

体力劳动者，晚餐多摄入热量

体力劳动者一定要做到合理的膳食摄入，因为体力劳动者每天的消耗量比较大，新陈代谢也比较快，所以充足的营养对于体力劳动者来说是非常必要的。一般中等强度的体力劳动者每天可消耗2000～3000千卡的热量，重体力劳动者每天消耗热量达3000～4000千卡，其消耗的热量比脑力劳动者高出1000～1500千卡。如果长期从事体力劳动，而身体又得不到很好的补养，就会导致营养不良。

另外，有一些体力劳动者还可能身处某种有害的环境，如化学毒物、有害粉尘以及高温等。通过合理膳食，这些有害物质能在一定程度上得到消除或减轻。因此，体力劳动者的晚餐应注意以下几点：

（1）需要足够的碳水化合物。主要源于主食物。体力劳动者晚餐要满足碳水化合物的供给，就必须保持主食的分量。可以粗细粮搭配，多一些花样，以增加食欲，满足机体对碳水化合物的需求，如水饺、包子等，晚餐要多吃一些含碳水化合物高的食物。

（2）要适当增加蛋白质的摄入。蛋白质除了可以满足身体的需要，还能增强对各种毒素的抵抗力，多吃一些含蛋白质的食物对体力劳动者是十分必要的。例如，从事汞作业的人，富含蛋白质的食物可以使其体内所含硫基酶免受汞的毒害，还要多吃些豆腐或豆制品。最好每天吃1～2个鸡蛋，再适当吃一些瘦肉、鱼肉、牛奶等。

（3）要保证充足的维生素和微量元素供给。从事高温作业的人往往大汗淋漓，身体容易缺乏维生素C、B族维生素以及氯、钠等，造成营养素比例失调。这些人应该多吃些新鲜蔬菜和水果以及咸蛋、咸菜、盐汽水等，以补充维生素C、B族维生素以及氯、钠。

不管是体力劳动者还是脑力劳动者，每天在晚餐半小时后喝上一杯鲜橙汁或者牛奶，对我们的自身免疫功能都是非常有好处的，或者吃一两根香蕉，可以帮助我们的身体维持酸碱平衡，同时还有消除疲劳、提神醒脑的作用。

适合上班族的减肥晚餐

在这个物质丰裕的时代，上班族在认识到肥胖的危害以后，纷纷掀起了减肥的热潮，尤其是追求漂亮的年轻上班族，更是为自己的身材拼了命地减肥，节食、服泻药，用尽了各种方法，既损害了自己的健康，又不能达到健康减肥的目的。

其实，很多人都忽视了饮食，中医的食疗是通过适当的饮食来治疗某种疾病或者强身健体的。通过食疗来减肥，既能达到美体修身的目的，又保证了身体健康，实在是上班族减肥者们的上上之选。

当你整天拖着肥胖的身体去上班，一天工作下来，浑身像散了架一样，如何改变这种状态呢？从饮食上进行控制是比较有效的方法，早餐和午餐因为时间太紧没有心思去考虑，不妨把减肥的重点放到晚餐上。那么，晚餐如何吃才有利于减肥呢？

首先，晚上要适量吃一些清淡、容易消化的食物。比如新鲜的蔬菜水果、新鲜鱼虾、去皮的鸡肉等，这些食物能保持饮食的均衡，不会导致发胖。需要注意的是晚餐要吃得少并不是不吃主食。每个人的饮食习惯不同，主食可以选择清粥、适量米饭或者面食。

其次，要避免两种情况：长期不吃晚餐以及晚餐吃得太多。

第一，晚餐到第二天的早餐间隔时间很长，如果长期不吃晚餐，就会使身体中的血糖水平降低，身体处于饥饿状态。在下次进餐的时候，就会不由自主地多吃，身体也会自发地多储存能量。因此，即使在减肥期间，晚上也要适当吃些主食。

第二，晚餐后基本很少运动，能量大多被储存在体内。如果吃得很多并且早早地睡下，就没有足够的时间来消化食物，不仅有损肠胃健康，还会使毒素、脂肪堆积在体内，导致肥胖。

另外，为了让饮食减肥更有效，建议想减肥的上班族三餐热量的分配原则为3∶4∶3或者是4∶4∶2。这样的话，晚餐的热量摄入相对地就减少了很多。

晚餐吃得对，才睡得好

《素问·逆调论》中曰："胃不和则卧不安"，意思是说，胃如果出现不适，就会出现睡眠障碍。比如晚餐吃得不对，就很可能让你在漫漫长夜辗转反侧。事实也证明，上班族的饮食结构不合理是失眠率高的原因之一。

很多人都知道通过食物来促进睡眠，比如喝小米粥、牛奶。但很少有人注意有些食物不仅不利于睡眠，反而还会引起失眠。比如，在冬季，烤红薯香甜的口味让人大快朵颐，而如果晚餐吃过多的红薯，很可能会引起失眠。

　　另外，红薯、玉米、豌豆等食物都是引起失眠的"真凶"，它们在消化过程中会产生较多的气体，等到睡觉前，消化未尽的气体会产生腹胀感，妨碍正常睡眠。

　　除了有饱腹作用的食物和含咖啡因等引起中枢神经兴奋的食物，还有一些辛辣、味咸食品，比如麻辣小食、香蒜面包等也会影响睡眠质量。辛辣食物不仅容易造成胃中有灼烧感和消化不良，而且在消化过程中会消耗掉体内的促睡眠介质，从而影响睡眠。

　　所以，晚餐尽量以清淡口味为主，最好在八点之前吃完晚餐。

　　为了能够有一个良好的睡眠，晚餐尽量不要吃肉类、花生、油炸食品等热量高的食物，因为这类食物中含B族维生素较多，容易导致大脑皮层兴奋而难以入睡。应当多吃新鲜的蔬菜和水果，比如绿叶青菜、橘子、柚子等，其中富含的维生素C和钾，可以起到抑制大脑皮层的作用，帮助我们快速入睡。

　　虽然有些上班族喝咖啡、茶、酒之后也能入眠，但不要以为这样做就没有任何影响，因为咖啡因、茶多酚、酒精酚会使大脑皮层处于半兴奋的状态，即便是睡着了，也容易多梦，对睡眠质量产生很大的影响。

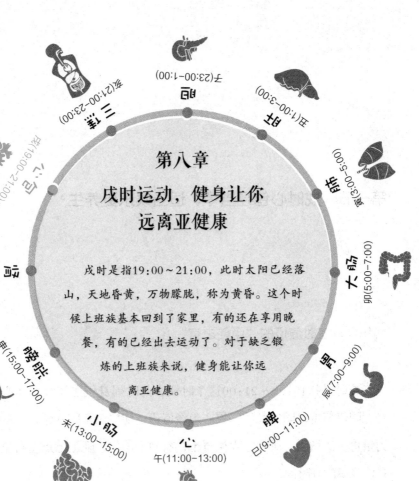

子(23:00~1:00)
胆

丑(1:00~3:00)
肝

寅(3:00~5:00)
肺

大肠
卯(5:00~7:00)

胃
辰(7:00~9:00)

脾
巳(9:00~11:00)

心
午(11:00~13:00)

小肠
未(13:00~15:00)

膀胱
申(15:00~17:00)

肾
酉(17:00~19:00)

心包
戌(19:00~21:00)

三焦
亥(21:00~23:00)

第八章

戌时运动，健身让你
远离亚健康

戌时是指19:00～21:00，此时太阳已经落山，天地昏黄，万物朦胧，称为黄昏。这个时候上班族基本回到了家里，有的还在享用晚餐，有的已经出去运动了。对于缺乏锻炼的上班族来说，健身能让你远离亚健康。

第一节　戌时心包经当令，适当娱乐更养生

心包经，戌时值班的"臣使之官"

　　戌时是指19:00~21:00这个时段，此时周身气血流经人体心包经，阴气渐重，阳气尚可，属心包经值班，能协调五脏六腑，心脏的力量再一次增强。所谓心火生胃土，有利于消化，晚上七点左右也正是吃晚餐的好时间。

　　心包接近于心肺，是人体宗气的发源地，能帮助心肺传输气血，协调阴阳，使精神变得愉快。心包可保护心脏，使其不受外邪侵入，如有外邪侵入，心包首先掩护心脏。因此，心包的一个重要功能就是代心受邪。一般心脏疾患最先表现在心包经上，所以，戌时注重心包经的养生很重要。

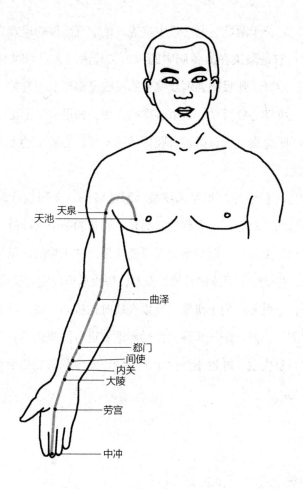

心包经穴位：心包经共有9个穴位，其中8个穴位分布在上肢内侧面的中间，1个穴位在侧胸上部，首穴为天池，末穴为中冲。

心包经循行：心包经循行起于乳头外开一寸的天池穴。行于上肢内侧正中线，止于中指尖端的中冲穴。支脉从掌中至无名指尺侧端，与手少阳三焦经相接。

《黄帝内经》中说："膻中者，臣使之官，喜乐出焉。""膻中"

就是心包，它位于两乳之间的正中位置，是宗气汇集的地方。宗气又是什么呢？它是聚集在人体胸中的气，又称大气，可以推动肺的呼吸。言语、声音、呼吸的强弱及嗅觉的灵敏度都与宗气有关。宗气还有协助心气推动心脉搏动、调节心律的作用。如果宗气不足，就会出现气短、呼吸急促、气息微弱、肢体活动不便、心脏搏动无力或节律失常等问题。

戌时是心包经与脑神经系统最活跃的时间。上班族此时可以做一些甩手运动，对心脏会有帮助。另外，心包的一个功能是"喜乐出焉"，心包经主喜乐，简单地说就是要快乐。在压抑的气氛下是很容易胸闷的，在戌时上班族应该放松身心，快快乐乐地度过这段时间。

此外，心脏不好的上班族，可以在戌时循按心包经。需要注意的是，戌时阴气正盛，阳气将尽，此时不适宜进行剧烈运动，以散步为好，否则容易失眠。晚餐不要过于肥腻，不然容易因亢热而导致胸中烦闷、恶心。

心包经气畅通是快乐的保障

《黄帝内经》认为，心脏是人体的统帅，掌管着血液的运行和人的神智活动，是身体的根本。心脏是由肌肉细胞组成的，一直工作到心跳停止为止。心脏特别坚实耐用，是因为受心包的保护，如果外界病毒、细菌或体内的痰湿瘀血侵入心脏，人就会生病，甚至死去。

不过，心脏在被侵害的时候会表现出一些受伤的症状，比如病毒性心肌炎就是病毒侵害到了心脏细胞，心包和心脏之间只能允许少量润滑液。但是，如果不该进去的液体进入其中，就会形成心包积液。

心包经是保护心脏的卫士。古人认为，心是不能受邪的，而心包就像"代君受过"，保护心脏免受外邪的侵害。心包是心脏外膜组织，主要是保护心肌的正常工作。心包经气不通畅，胸中心包的阳气得不到宣泄外达，人就会忧愁抑郁。心包经若压抑阻滞不畅太久就会化火，反过来心包经气由于过于充盛，人就会兴奋得停不下来，对心脏的影响也不好。

当你遇到不开心的事情时，就会导致心脏和心包的经络之气不畅。所以，上班族下班回家后，在做饭、吃饭的时候，应该把不开心的事先放下，多谈论些愉快的话题，让自己的心情舒畅，这样有益于身心的健康。千万不要在饭桌上谈论容易生气的话题，否则容易导致没胃口，影响食物消化，甚至导致一整晚的坏心情。

此外，要想保持快乐，上班族还可以多按摩膻中穴。膻中穴位于两乳之间正中位置，因其部位接近心肺，是宗气的发源地。常按摩此穴能协助心肺传输气血，协调阴阳，使人精神愉悦。

读读书，在阅读中寻找快乐

莎士比亚说："书籍是全世界的营养品，生活里没有书籍，就好像没有阳光……"孟德斯鸠说："喜欢读书，就等于把生活中寂寞的辰光换成巨大享受的时刻。"英国学者培根说过："读书足以怡情，足以博彩，足以长才怡情也，最见独处幽居之时，其博彩也。最见于高谈阔论之中；其长才也，最见于处世判事之际。"

　　我们知道，人的心理体验只有很少一部分是由自己把握的，而很大一部分则是微妙复杂、不可名状的。这就容易引起人内心的紧张、焦虑。摆脱或缓解这些心理压力的最好途径就是找到与自身心灵状态相类似、相共通的"对应物"，那就是读书。

　　读书是一种涉及整个身心的活动。当排除所有的杂念，沉迷于书的世界时，不仅可以享受阅读所带来的愉悦，而且也是一种积极的身体放松和精神享受，起到调达神志、平衡人体阴阳气血的作用。在工作生活压力增大、精神感到紧张的情况下，适时读一些好书，就会使自己超越现时处境，进入到书的世界。心理上的压力被解脱了，心情也得到了放松，精神往往会随之而变得愉快、振作。

　　比如，在读文学作品时，里面记载着人类生活中曾经出现过的各种各样的复杂感情，当人们在文学作品里发现与心里对应的相似物和对应物时，心灵深处就会受到强烈的震撼，内心那种流动的、可意会不可言传的感觉就能迅速被唤起，并在艺术形象里得到明朗化、对象化，从而消除心理紧张。

　　不过，读书也要区分不同的时间和心情。时间少的时候，可以多看看文章短小的杂志，白天能挤出时间的时候，适合通读小说。晚上独自一个人的时候，适合看散文、诗和词。喜欢读书，就等于把生活中的寂寞换成巨大的享受，享受这些文学作品带给我们的快乐。

　　在忙碌而焦躁的生活里，在寂寞的风雨的夜里，文学作品可以给我们的心灵以温暖和充实。当你心情不快时，应首先学会自我解脱，去读一读或翻一翻你喜欢的书籍和杂志，以分散注意力，改变心态，冷静情绪，从而减少心理压力。

　　总之，读书会使人产生高品位的心理愉悦，这种心理愉悦是人的生命从生理层次到精神层次的自我享受，是生命在艺术形象中得到全面解放而产生的轻松感、自由感和陶醉感。所以，劳累的上班族们，不妨在入睡前看一会儿书，调剂一下心情。

听听音乐，压力去无踪

音乐是一个好东西，它可以陶冶情操，可以带来快乐，可以释放压力，不管你多疲惫、多悲伤，音乐都能给你一种力量。尤其是当你心情沮丧、闷闷不乐的时候，听听音乐，不仅可享受到一种美的艺术，而且能够激发你的热情，兴奋你的大脑，使你从中获得力量和勇气，走出沮丧与悲伤。

事实证明，许多上班族都离不开音乐，优美的旋律能很好地缓解压力。不过，如果你选择的音乐不对，不但起不到放松心情的作用，反而会使自己的情绪变得更为抑郁，工作效率大为下降，可见听什么样的音乐也是有讲究的。一般心情不好的时候，可以听一些欢快的曲目。

音乐为什么能够起到治愈情绪的作用呢？美国著名音乐治疗专家纪兰诺修女曾这样指出："音乐的旋律、节奏和音色通过大脑感应可引发情绪反应，并进一步影响生理状态，如果懂得如何控制反应过程，便能利用音乐来有效松弛神经。"可见，听音乐可以使，生理会发生很多变化，例如肌肉电位（紧张度）下降，去甲肾上腺素含量增加（使身体放松），内啡肽物质含量增加（产生愉悦和欢欣感）等。

由此可见，音乐的神奇魅力有时候比药物还管用。上班族能够通过音乐使自己得到放松与快乐，这得益于音乐可以同时以三种方式影响人体和大脑。

（1）人们会随着音乐的节奏改变心跳。心跳速度和所听歌曲的节奏相仿，心跳会随之变快或变慢。另外，音乐旋律可以改变脑电波和呼吸频率，有些音乐还会让人随着节拍摇摆身体，比如迪斯科。

（2）音乐能使人的情感产生变化。音乐的协调性可以帮助人们减少伤痛、气恼，且享受快乐的感觉。丰富的音乐如电影配乐、行军乐等，都会促进脑分泌脑内啡，即一种具有镇痛作用的氨基酸。另外，放松的音乐可以减少压力激素的产生。

（3）音乐的旋律会像语言一样驻足脑海中。如果听的是歌曲，而那些字句对人而言又有特殊意义，歌词就会影响人的心情。

正是因为音乐可以同时给人这三种刺激，使得人的情绪在听到音乐后能得到快速的改变。对于上班族来说，不同职业的人应选择适合自己的音乐。比如，在人声嘈杂的交易公司中的从业人员，可以选择轻音乐；在喧闹的工地上或工厂中工作的人，可以选择雄壮的古典交响乐曲；在安静的办公室中工作的人，可选择轻松的流行乐曲。

心里不痛快，就鼓鼓掌，握握拳

随着社会竞争越来越激烈，工作压力的不断增大，加上饮食偏于高脂、高糖以及缺乏运动，很多上班族经常出现失眠、心慌、胸闷、抑郁等不适症状。如何有效地缓解这些症状呢？这里我教大家几招。

（1）鼓掌。这是非常简单的动作，当心情郁闷时，"鼓掌"有神奇的功效。或许你觉得这很不可思议，但确实有效果。因为手掌中央有心包经、肺经、心经通过，鼓掌会刺激心包经、肺经、心经，经气通畅了，很快你的郁闷情绪就会被扫除。

（2）握拳振臂。如果你因工作压力而感到紧张、心慌，不要忘了做一做"握拳振臂"的动作。它是缓解紧张情绪，使心情恢复平静的好方法。因为握拳时，中指尖上的中冲穴正好按在劳宫穴上，中冲是心包经的末端穴，劳宫是养气血的大补穴。

中医认为，握拳振臂能有力地刺激心包经上的其他穴位，能激发心包经的能量，使人心情大好。平时我们看见很多人手里不停摆弄核桃，目的就是补心，在不知不觉中也会让人始终拥有一个好心情。

另外，心脏不舒服的时候，也可以试着按摩内关穴。内关穴的位置很好找，手掌朝上，当握拳或手掌上抬时，就能看到手掌中间有两条筋，内关穴就在这两条筋中间，腕横纹上二寸处（如下图）。

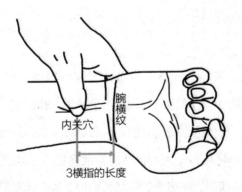

只要按摩此穴便可达到心神安宁、止呕止痛的效果。尤其是患有心血管病、心律失常的老年人或上班族，更需要经常按摩内关穴。按摩力度以自感酸胀为佳，左右两侧内关穴交替进行，平时可以边走边按摩，也可以在工作之余进行揉按，按揉2~3分钟即可。

第二节　坚持做运动，让你远离职场亚健康

运动，是放松的最好方式之一

　　一直以来，健康和长寿是很多人梦寐以求的，但却总是不得其法。这主要是因为他们不惜高昂代价追求奢华，却忘记了"生命在于运动"这一真理。现代医学研究表明，运动是减少焦虑最简单而有效的方法之一，因为消耗体力是人类自然的发泄途径，运动之后，身体会恢复到正常的平衡状态，不但会觉得精神放松，也会感觉补充了体力。

　　想一想，当你心情不好的时候，如果你去跑上一大圈，回来后会有什么感觉？显然，你会感觉心情好多了，不那么难受了，这是为什么呢？

　　现代脑科学的研究结果告诉我们，脑干会在运动的时候分泌出一种快乐物质，也正是这种快乐物质让我们感到快乐。这种物质叫作内

啡肽，是一种类似吗啡的物质，不过它是大脑自己合成的，我们完全可以让自己快乐起来。这也是为什么有的人运动起来会上瘾的缘故。

其实，运动能够减轻上班族的压力，主要是通过以下几个作用来达到效果的。

（1）运动可以调整大脑兴奋中枢。很多上班族长期集中注意力在某一件事上，就会使大脑中某一个特定区域一直维持着很高的兴奋程度。长期下去就会造成这个区域功能下降，从而会进一步造成整个大脑功能的失调，降低人体应对自然的反应能力。而运动可以使大脑其他功能区域的兴奋性提升，从而使疲劳的脑区得到休息，有效地维持了大脑的正常功能。

（2）运动让中枢神经系统保持良性状态。人体在运动时，中枢神经系统会分泌一些激素，这些激素能够有效地调整大脑功能，同时对人体产生积极的正面影响，使中枢神经系统处于良性状态。

（3）运动可以减轻肌肉紧张。现代上班族脑力劳动过多，而体力劳动较少，使得人体长期处于不良状态，现代理论认为亚健康状态与此有着密切关系。而有规律并且适度的运动可以增加肌肉的强度、韧性和弹性，可以减轻肌肉的紧张，减少肌肉的痉挛、抽搐或颤抖。

（4）运动时可以结识朋友，扩大交往的范围。很多上班族平时活动在相对狭小的工作空间中，与外界的有效交流变得越来越少，而运动尤其是集体运动，或者在某些特定的场合进行运动，能够增加人与人之间的交流，从而扩大人们交往的范围。

总之，生命在于运动，运动能给我们带来这么多好处，有什么理由不坚持呢？一整天的忙碌，不管是心情烦躁，还是身心疲惫，通过一次运动出汗，一切都会变得轻松起来。

饭后百步走，走对了就健康

曾经流行的一句养生俗语"饭后百步走，活到九十九"被很多人奉为养生大法。然而现在也有人说："要想活到九十九，饭后不要百步走。"那么，对于上班族来说，饭后究竟应该走，还是不走呢? 饭后散步对身体有什么影响呢?

唐代著名医学家孙思邈在《千金翼方》中指出："平日点心饭后，出门庭行五六十步，中食后，行一二百步，缓缓行，勿令气急。"清代著名养生学家曹庭栋在《老老恒言》中也说："饭后食物停胃，必缓行数百步，散其气以输于脾，则磨胃而易腐化，步所以动之。琅环记曰，古之老人，饭后必散步，欲动摇其身以消食也。"

由此可见，上述养生学家的观点指向都很明确，就是饭后缓慢走动可以帮助消化、健脾养胃、有益健康，进而达到长寿的目的。"饭后百步走"是千百年来被人们广泛接受的养生观，它的存在是有道理的，当然也要讲究方法。

首先，饭后百步走可以起到"以动助脾"的作用。中医讲，脾为后天之本，上班族的健康与脾胃的好坏有直接关系。人体气血来源于脾胃运化，气血充足，则面色红润，肌肉丰满坚实，肌肤和毛发光亮润泽，外邪不易侵犯，身体不易患病。

相反，如果脾胃运化失常，气血不足，则面色萎黄，身体消瘦，肌肤毛发枯萎无光泽，外邪极易入侵，易患疾病。同时，脾胃运化失常，还可破坏津液的代谢平衡，从而导致津液生成不足，或循环障碍，津液停滞不动，或津液大量流失，直接影响身体的健康。

养脾有"补"与"动"等方法，饭后散步缓行，就能起到很好的助脾胃消化功能，这是"以动助脾"的后天养护之道。因为中医理论认为，脾主四肢，脾主肌肉，运动四肢就是在运脾，脾胃运行正常，才能获得健康。

其次，饭后百步走最好在30分钟后进行。饭后百步走并不是说吃完饭立即就出去走动，而应当选在吃完饭30分钟以后进行，中间这段时间内可静坐或仰卧休息，以保证血液充分供给肠胃。

如果吃完饭立刻"百步走"，体内的血液就会更多地分布于躯干、四肢等活动部位，使胃肠道的血液供应量相应减少，消化酶的分泌也随之减少，那样胃内食物就不能得到充分消化。步行中，肠胃也会加快蠕动，把未经充分消化的食物过早推进小肠，增加小肠负担，使食物中的营养元素得不到充分吸收。

所以，上班族饭后散步，最好选在半小时以后，一般走30～60分钟，微微出汗是最好的。同时需要注意的是，饭后不能立即卧床睡觉，也不要快走，更不要进行剧烈运动。因为吃饱后卧床会使食物停滞，饱餐后快走会使血流于四肢，影响消化，损害健康。

夜跑，减压促眠的时尚运动

夜跑，也就是在晚上跑步。如今上班族白天都很忙，所以，一些喜欢运动的人士选择用晚上的时间来跑步。事实证明，跑步是最方便、最有效的一个运动项目。而傍晚，人体新陈代谢的关键物质激素对身体锻炼的反应最强烈；经过一天的植物光合作用后，空气中的氧气含量也比白天更高，所以晚上跑步对人体健康更加有利。

很多上班族因为工作压力大，一回到家就很疲惫，晚饭后，便躺在床上睡觉，到了下半夜，又睡不着，就这样睁着眼睛直到天亮。时间一长，腰椎、颈椎就会受到牵连。对于年纪轻轻的上班族来说，患上这些毛病真的很无奈，而跑步却可以让这一切有所好转。

参加夜跑锻炼，也要注意正确的方法。比如，做好跑前热身运动，跑步时间最好不要超过一小时，跑完后要及时补充水分。你可以选择围绕小区或者在公园里跑步，一旦你真正开始跑步后，你会发现夜跑的队伍其实很壮大，夜跑真的是很时尚的运动。

只要坚持长时间的夜跑，身体就会越来越健康，一些常见的疾病，比如有毛病的腰椎、颈椎就能渐渐地恢复正常，而且还非常有利于晚上的睡眠，基本上能一觉睡到天亮。第二天精神焕发，工作起来效率也会高很多。

我就是热衷夜跑的一分子，因为想通过夜跑来消除腹部的赘肉以及释放白天的工作压力。跑步是一件需要坚持的事情，我起初跑个两三圈，不到10分钟就累得气喘吁吁，跑了几天后也想放弃，由于朋友的监督，慢慢地坚持下来了，现在跑上半小时是很轻松的事。自从坚持夜跑后，失眠的情况得到了好转，每次跑完步，用热水泡泡脚，入睡就变得容易多了。

所以，夜跑是比较适合上班族的一项运动，一周跑3~4次，每次时间控制在一小时以内是最好的，而且不要过于激烈，最好是慢跑，以微微出汗为标准，以免身体过于疲惫或亢奋，反而不易入睡。别外，跑完记得补充水分，最好喝一杯牛奶。

室内瑜伽，健康、塑形一举两得

　　上班族每天都在压力中生存，身体和健康遭受着摧残。幸运的是，每个人的命运都掌握在自己的手中，与其整天闷闷不乐，不妨让自己快乐一点儿。比如面对工作压力、生活烦恼，你完全可以抽出一点儿时间做做瑜伽练习，让身心释放一下。

　　瑜伽健身非常盛行，是一种非常时尚的运动，它具有强化呼吸能力、调节内分泌、增强内脏系统、强壮肌肉和骨骼、增强关节韧性、矫正体形、提高身体的灵活度、提高注意力、减轻心理压力等益处。

　　为了塑造诱人的魔鬼身材，减轻自身压力，许多明星也通过瑜伽来保持身形。同样，瑜伽也是上班族最佳的解压方式之一。由瑜伽各式姿势的伸展、扭转所带来的深度休息放松，可以压缩体内的腺体，使其保持在平衡状态，而不会伤害到身体。这样，做完一次瑜伽动作，压力就会在一呼一吸、一伸一展等放松中消失了。下面就介绍几种瑜伽招式，有空时不妨试试。

1. 手印觉醒式

　　方法：盘腿而坐，挺直脊背，深吸气，收紧肛门，屈肘，双手拇指分别按住左右耳孔，双手食指按于左右眼皮，双手中指按住左右双鼻孔，双手无名指按住嘴唇，双手小指按住下嘴唇，把所有孔都堵好，屏住呼吸，慢慢增加停气时间，来刺激神经。

　　功效：能让体内的激素保持平衡，让内分泌保持正常的工作，从而提高练习者的注意力，控制心态，抑制愤怒、焦急和兴奋的情绪，消除不安和抑郁情绪，让心情开朗起来。

2. 合掌树木式

方法：左腿单腿站立，右脚掌贴在左大腿的内侧，吸气的同时将双臂抬起，与肩膀同高，呼吸，像做扩胸运动一样将双臂打开至身体两侧，双眼凝视于一点；一边吸气，一边将双臂向上抬起，手掌合于头顶正上方，双眼凝视于一点保持平衡，呼气的同时，将后背与手臂伸直。左右腿交替进行练习。

功效：能让人摆脱杂念，集中精力，使人平静下来，挖掘出人的最高潜力；能够加强和伸展腿部肌肉，还能提高练习者的平衡能力。

3. 丘之姿势

方法：盘腿而坐，挺直脊背，双手放于双腿膝盖处，吸气，举起双手过头顶，十指尽量张开，掌心向前，双目注视前方保持不动，呼气，尽量把双手向后方拉，挺胸，保持此姿态7秒钟，双手回位，如此反复做5次；呼气，慢慢放下双手，恢复到起始姿态。

功效：让双手得到伸展，促进血液循环；五根手指尽力张开，可以活跃大脑神经；能消除神经的紧张不安，提高注意力。

当然，瑜伽的招式并不止以上三式，对于初练瑜伽的上班族来说，可以选择一些比较简单的招式。同时，要注意练习前一个半小时和练习后半小时内不宜进食；练习时要量力而行，不可逞强，动作要缓慢，不可骤然用力，不要刻意追求"标准"；如果在做某个姿势时身体有某个地方发生剧痛，就应立即停下来；如果再做，在身上同一个地方又发生剧痛，那就不要再做这个动作，至少在一段时间内不要做这个动作。

卧室保健操，睡前小动作也养生

工作了一天，大多数上班族会感到腰酸背痛，下班回到家后，不是躺在沙发上，就是趴在床上，总之是懒得动。其实，这都不利于健康。上班族还是需要动一动，即便你不想出去跑步，也可以把自己的卧室变成"健身房"。下面这几组保健操就非常适合你。

1. 坐在床上的运动

（1）坐直，双腿弯曲抱在胸前，下巴弯向胸部，再缓缓向后躺，前后滚动，放松，重复5次。

（2）盘坐，身体前倾，上臂往前伸展，直到感觉拉到背部的肌肉，停5秒。回复坐姿前，可先将手肘放在膝盖上，再慢慢将身体撑起。重复做5次。

2. 平躺在床上的运动

（1）躺在床上，双手抱住右腿，将右膝盖往胸部方向靠近，头往右膝盖靠近，停5秒，换另一侧，重复做10次。再用双手抱住双腿，将膝盖往胸部方向靠近，头往膝盖靠近，停5秒，重复做5次。

（2）平躺在床上，以双手支撑腰部，腿往上抬，尽量向头部靠近，直到感觉拉到腰部为止，放松，重复做5次。

（3）平躺在床上，使背部平贴在床面上，双腿靠拢，将膝盖转向右侧，停下，再将膝盖转向左侧，放松，重复做10次。

这些运动能很好地舒展筋骨、活动关节，对于长期坐着的上班族来说，做做保健操非常有必要，可以避免颈椎、腰椎等发生病变。另外，回家的时候，如果住的楼层不高，可以经常爬爬楼梯，这也是一个很好的锻炼方式。

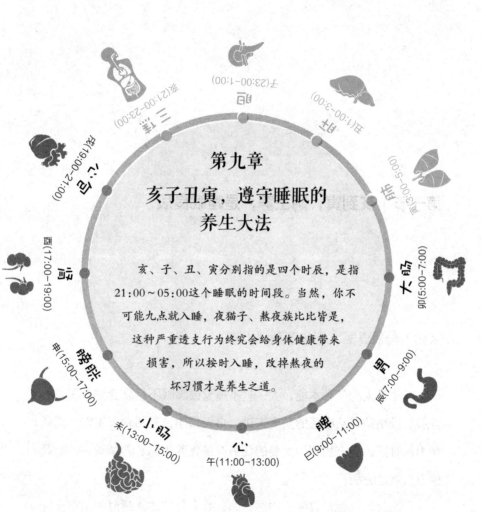

亥(21:00~23:00)

子(23:00~1:00)

丑(1:00~3:00)

戌(19:00~21:00)

三焦

肝

胆

寅(3:00~5:00)

酉(17:00~19:00)

心包

肺

大肠

卯(5:00~7:00)

申(15:00~17:00)

膀胱

胃

辰(7:00~9:00)

未(13:00~15:00)

小肠

心

脾

巳(9:00~11:00)

午(11:00~13:00)

第九章

亥子丑寅，遵守睡眠的养生大法

亥、子、丑、寅分别指的是四个时辰，是指21:00~05:00这个睡眠的时间段。当然，你不可能九点就入睡，夜猫子、熬夜族比比皆是，这种严重透支行为终究会给身体健康带来损害，所以按时入睡，改掉熬夜的坏习惯才是养生之道。

第一节　亥到寅，阴主静，是睡眠良辰

亥时入睡最养阴，不老容颜睡出来

　　睡觉是人的一种本能，人一旦不睡觉或睡眠不足就会觉得浑身不舒服，没精神。从中医的角度来讲，白天属阳，是活动、工作、消耗精力的时间；晚上属阴，主要的任务就是休养生息、养精蓄锐，最好的方法就是睡眠。

　　什么时候入眠最好呢？中医认为，晚上最佳的入睡时间是在亥时（21:00~23:00）之前。这样不仅能让身体得到很好的休息和调养，还能促进阳气的生发，是养阴的至要之法。

　　睡眠的重中之重是"子午觉"。"子午觉"的关键在于熟睡，所以，我们要求上班族在亥时之前入睡是有道理的。古人讲"先睡心，后睡眼"，如果亥时不入睡，做不到"先睡心"，那到了子时就不可能熟睡，也就谈不上"后睡眼"。

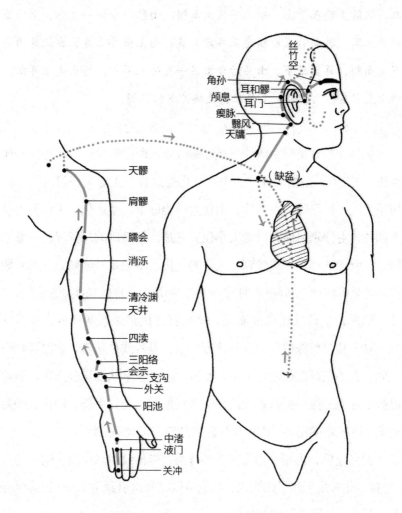

三焦经穴位：三焦经左右各有23个穴位，其中13个穴位分布在手臂背面，10个穴位在肩颈部、耳翼后缘和眉毛外端。首穴为关冲，末穴为丝竹空。

三焦经循行：三焦经起于手无名指末端，上行小指与无名指间，沿手背出小臂后侧两骨间上行，过肘尖，沿上臂后侧向上过肩部，与足少阳胆经交叉后入缺盆，散布于膻中，散络于心包，下行穿过膈肌，从胸至腹属于上、中、下三焦本腑。由膻中分出一支脉，上行出锁骨上窝，再向后至后项连系耳后，直行向上出耳上方，自此弯曲向下至面颊，再至眼下。由耳后分出另一支脉入耳中，再出走于耳前，经上关穴前，交面颊，至外眼角处接足少阳胆经。

　　另外，亥时是气血流注三焦经的时候，所以也是调养三焦的最佳时机。"三焦"是指人体上、中、下焦的总称。上焦为横膈以上，作用是主气、可呼吸，主血脉；中焦为横膈以下，主运化；下焦为胃以下部位，主分别清浊，排泄大小便。它是人体健康的总指挥，五脏六腑、气血津液都由三焦管辖。人体的气机、水道是否通畅，五脏六腑的功能是否协调，新陈代谢是否正常，都是由三焦的功能来决定的。

　　所以，上班族还可以通过入睡拍打三焦经来顺畅元气，排泄肺气，对全身起到保健作用。具体方法是：坐着或是站着，右胳膊伸向左侧，右手正好在侧腰部上下，然后用左手手掌从右肩膀开始，沿着胳膊的外侧三焦经的行走线路往下进行拍打，直到手腕，动作快慢要适度，可以略微用力，以振动里面的经络，每次8分钟左右。

　　拍完之后，再用食指按揉手腕背面、腕横纹中点小窝里的阳池穴3分钟。此穴是三焦经的原穴，揉它可以将气血引到手上——三焦经经气的源头，从而疏通整条经络。

　　右侧的经络疏导完后，再换右手，用同样的方法来拍打左侧的三焦经，拍完后再按揉阳池穴3分钟。三焦经打通了，就能缓解内分泌失调、糖尿病、脾胃病、咳喘症以及头痛、头晕、失眠、抑郁等病症。

子时入眠调胆气，胆气畅行不生病

子时气血流注胆经，胆经旺盛，胆汁推陈出新，能帮助食物消化和代谢。如果此时不注意睡眠，就会影响气血回流胆经。一旦胆经气血异常，就会出现头晕目眩、耳鸣、失眠多梦、易惊等问题，所以上班族要及时入睡，否则容易生病和衰老。

胆经气血为何如此重要呢？《黄帝内经·素问》说："勇者气行则已，怯者则着而为病也。"意思是说，同样受到恐吓，勇敢的人因为胆气行畅，恐吓并不能对身体造成太大的伤害，而胆怯的人胆气不畅，恐吓所引起的身体不适就会留下来，逐渐形成各种疾病。所以，只有胆气调畅了，才不容易因外界惊恐而生病。

现代医学表明，人在患病期间，由于疾病的影响，也会产生相应的不良情绪。譬如，许多胆结石症、胆囊炎等胆病患者都有疼痛、肠胃不舒服、大便不顺畅、消化不良等临床表现。因此，整日忧心忡忡，有胁肋疼痛就怀疑为肝癌，咽部不适就怀疑为喉癌、食管癌，头昏就怀疑为脑部肿瘤等，这些不良情绪进一步影响胆气不畅，使疾病久治不愈。

由此可见，情绪的反应直接影响到人体的生理过程，上班族受到惊吓、愤怒、不满等不良情绪影响会引起身体生理活动的异常，从而引发身体疾病。而胆气调畅的人，这些不良情绪不会影响到其生理过程，或者影响比较小，身体能够自行调节、消除或削弱不良情绪对生理过程的影响。

因此，调畅胆气是上班族应对不良情绪的最好方法，具体的做法就是在胆经旺盛的子时进入睡眠，以保持愉悦的心情，舒畅意志，或者经常敲击胆经的穴位，有针对性地补益胆气，祛除胆脏腑痰热、痰湿等，疾病便无缝可入。

丑时宜养肝，深度睡眠是关键

丑时（1:00~3:00）是肝经气血最旺的时刻。中医认为，肝藏血，肝脏能储藏、分配和调节全身的血液及疏导全身功能活动，使气血调和。

《素问》说："肝者，将军之官，谋虑出焉。"肝经就像人体内的大将军，帮助肝主疏泄、主藏血功能的实现，从而达到肝气得舒、气机得畅、血液得调、外邪得出的目的。一旦肝经气血异常，身体就会感觉疲劳，处于亚健康状态。肝气用得多，肝血耗伤就会影响人的视力，因为"肝开窍于目""目受血而能视"，所以丑时重在养好肝脏。

如何养肝呢？深度睡眠是最好的方法，丑时也是进入深度睡眠、充分休息的黄金时段。上班族在此时应进入深度睡眠，有利于肝血的代谢，睡得越深，肝血回流的效果越好，运行、排毒的功效就越高。如果此刻没有好好休息，肝血不能及时回流，就会导致代谢失常。肝血不能"推陈出新"，肝的功能就会受到影响，从而引发肝病。

之所以要养肝，是因为肝脏有储存血液和调节血量的作用，相当于储存能量的"仓库"。丑时气血流注肝脏，此时废旧的血液被淘汰，新鲜的血液再生，血液的新陈代谢得以顺利进行。

另外，丑时也是肝脏自身功能得到修复的时候，它是人体最大的解毒器官。人体每天会产生许多毒素、废物，有时食物中也包含一些有害的物质，肝脏可以分解这些有毒物质，然后将其转化为无害的物质分泌到胆汁或血液中，之后再将其排出体外。在这个过程当中，充足的气血既可以为肝脏解毒提供能量，又可以起到"搬运工"的作用。

所以，只有睡眠质量得到提高，肝才能更好地工作。按照中医养生的观点，上班族每晚最好在子时前入睡，这时肝胆都可以得到很好的休养。所谓"人动血行于诸经，人卧血归于肝"，意思是说只有当人体静卧时，气血才能归于肝脏。

如果丑时不入睡，肝还在输出能量支持人的思维和行动，气血就会继续不停地"运行于诸经"，无法归肝、养肝。这样肝脏的血液得不到代谢，储存能量的"仓库"空了，体力也就无法恢复，这时人就会感到累。另外，新鲜的血液无法生成，原来进入血液中的毒素也无法排出，如果毒素长期在体内积聚，就会产生疾病。

寅时睡不着，不妨做做"赤龙搅海"

寅时（3:00～5:00）肺经当令，一般这个时候人体应进入熟睡状态，但也有的上班族醒得比较早。如果人在此刻醒来，大多是肺气不足的表现。应对的方法可以练练"赤龙搅海"，既可生化气血，又可益肺，对肾脏也很有好处，可谓一举多得。

"赤龙"是指舌头，"海"是指口腔，所谓"赤龙搅海"，就是指经常用舌头在口腔内搅动。

具体的练习方法为：盘腿而坐，双手握拳置于弯曲的膝盖上，双目微闭。用舌头在口腔中上下搅动并舔揉牙齿、牙床内外，口中便会分泌出大量的唾液。当津液满口时，再分数次吞咽而下。依次吞咽7次，以刺激唾液的产生。

中医把唾液又称为"津"，有"津血同源"的说法。因为津液和血都是饮食的精气所化，彼此可以相互滋生、相互影响。气血亏，津液就会不足，同样，津液损耗过多，气血也会出现亏损。

用"赤龙搅海"法来刺激唾液的分泌，可以达到化生气血的功效。气血充足、阴阳平衡，睡眠自然就很好，疾病也会无影无踪。唾液为肾之液，肾五行属水，肺属金。根据五行相生的原则，金生水，所以寅时练习"赤龙搅海"法补肾的效果较好。对于气血虚弱的上班族来讲，经常按此方法进行练习会收到很好的养生效果。

另外，经常寅时醒来睡不着的上班族，还可以买一些枸杞子，取一粒捣烂，晚上贴在左侧太渊穴（在腕掌侧横纹桡侧，桡动脉搏动处）上，外面用医用胶布固定，早晨取下。太渊穴是肺经的原穴，它是肺经元气聚集最多的地方，体内所有肺气都是经此穴传到全身的。枸杞子具有养肝、滋肾、润肺的功效，治疗肝肾亏虚很有效果。太渊穴上贴枸杞子不但能补肺气，而且对睡眠也是很有益的。

第二节　上班族夜生活，不要太过放纵

深夜吸烟，危害不只一点点

吸烟是大多数男性上班族的喜好，他们或是为了消愁，或是为了释放压力，或是为了提神，但不管是为了什么，吸烟的害处都是不容小觑的。比如肺癌、局部缺血性心脏病、呼吸性心脏病、主动脉瘤、外周心血管疾病、慢性阻塞性肺病等都与吸烟有明显的关系。另外，吸烟还能使肝硬化、酗酒引起的酒精中毒等症状加剧。

所以，对于经常深夜吸烟的上班族而言，戒烟是势在必行的。如果你还没有足够的决心，下面来看看吸烟对人体造成的危害吧！

（1）导致皱纹多，容易老。吸烟者中不乏女性，吸烟女性比不吸烟女性的面部皱纹多三倍，且外貌比不吸烟者看上去要老一岁

多。即使已戒烟的女性，同不吸烟的女性相比，皱纹的发生率仍多一倍。这是由于吸烟的干燥作用和刺激作用，或是吸烟损伤了保持皮肤弹性的重要血管和结缔组织，而且吸烟还减少了能防止自由基损伤DNA及结缔组织的维生素A的含量。

（2）易感染支气管炎。肺中排列于气道上的绒毛，通常会将外来物从肺组织内排除。这些绒毛会将肺中的微粒扫入痰或黏液中，将其排出来。而烟草烟气中的化学物质会逐渐破坏一些绒毛，使黏液分泌增加，于是肺部就会发生慢性疾病，容易感染支气管炎。比如吸烟者咳嗽就是由于肺部清洁的机械效能受到损害引起的。

（3）导致肺结核恶化。烟中的有害气体可使呼吸道纤毛变短、脱落，导致纤毛运动出现障碍、排毒机能减弱，使呼吸道抵抗力下降，为细菌及其他病原微生物的侵袭打开"方便之门"。另外，烟雾中的有害物质能刺激支气管黏膜，破坏组织细胞，引起咳嗽和支气管收缩，使黏液分泌增加，容易造成细菌感染和咳嗽，导致肺结核的恶化和传播。

（4）导致肺癌。长期吸烟会刺激喉咙和气管黏膜，引起吸烟者多痰、多咳和慢性气管炎等常见病，使支气管和肺泡壁失去弹性，通气功能下降。烟气中的亚硝胺、稠环芳烃等物质也可直接或间接致癌。如果长期吸烟，就很有可能导致肺部发生癌变。

（5）导致胃癌。很多人都知道，吸烟与肺关系密切。为什么会与胃有关呢？其实，一些特殊的吸烟方式与消化道癌的发生部位也有明显的关系，比如经常吞咽烟气的胃癌患者，其肿瘤的好发部位在胃的远端，尤其在胃窦部。

（6）引发生殖系统疾病。吸烟能造成男性生殖系统功能的改变，使精子发育不正常，活力减弱；吸烟还能对脊髓的神经中枢起抑制作用，影响男性的性功能。吸烟对女性的影响更大，可能造成女性不孕症；吸烟还能引起抗利尿作用，使脑垂体后叶催产素分泌增多，导致早产、流产；妊娠期吸烟的女性还会影响到胎儿的正常发育。

明白了吸烟的危害，你还喜欢在深夜点上一支烟吗？深夜时，人本来精神就疲惫，抵抗力就弱，如果再加上尼古丁的危害，身体很容易生病。为了健康，有深夜吸烟的上班族还是将其戒掉为好。

纵是情到深处，也莫贪杯

应酬是很多上班族不得不面对的事情，酒桌上的生意、情谊似乎只有通过酒量才能衡量，面对这些上班族只能默默承受。但也有不少的上班族，经常和同事、朋友在一起喝酒，一喝就没完没了，这种放纵的方式是非常不健康的。

对于这些"嗜酒成性"的上班族来说，"酒精依赖"其实是一种"慢性脑疾病"。所以，即便是再好的哥们一起喝酒，也要做到适可而止。为了自身的健康，为了家庭的和谐幸福，如果你是位"嗜酒者"，不妨尽早对酒说"拜拜"，因为酒精的危害是很大的。

酒中的乙醇进入体内，主要在肝脏代谢、解毒。经常无节制地豪饮，肝脏会不堪重负，一旦功能下降，营养物质代谢不正常，血液中的脂肪含量便会增多。微小脂肪滴可堵塞供应股骨头营养的小血管，引起股骨头缺血坏死，表面变得粗糙不平，失去光泽。进一步发展，股骨头会被压塌、变小甚至消失。出现髋关节疼痛，站立、行走时症状加重，最终可出现跛行、活动障碍，严重影响工作和生活质量。

当然，酒的危害还远远不止这些。所以，作为上班族应该尽早戒掉嗜酒的坏习惯，你可以按照下面的方法来进行。

（1）树立对酒精危害的认知。你可以通过影视、广播、讨论等多种方式获悉喝酒对身体的伤害，以此来端正对酒的态度，正确认识酗酒的危害，从思想上坚持纠正饮酒成瘾的行为，主动的意识是戒酒的首要条件。

（2）制订戒酒计划。如果实在经不住酒的诱惑，你可以通过渐渐减量法来戒酒。所以，你应该制订一个戒酒计划，切忌一次性就想成功，这样反而会适得其反。

（3）利用反恶疗法来矫正。酒是好东西，但如果味道变了，变得难以忍受，想必你也就没有喝酒的兴趣了。所以反恶疗法也很管用，这是一种行为矫正方法，目的在于饮酒时不但得不到欣快的感觉，相反会产生令人痛苦的体验，形成条件反射，从而达到戒除的目的。

（4）家人参与进行约束。嗜酒常常会给家庭带来影响，所以，家庭成员如果能协助进行约束，施与一定的压力，定时、限量地给予酒喝，循序渐进地帮助戒掉酒瘾，同时创造良好的家庭气氛，效果会更好。

（5）借助药物。由于饮酒是一种成瘾行为，需要非常努力才能把这种已经形成习惯的不良行为改正过来。有时候借助药物的帮助也是必要的，这样能够提高戒酒的成功率。

总之，戒酒不是一件容易的事情，大部分的上班族喝酒也并不是自己有多么爱喝酒，只不过是出于情到深处，不知不觉就喝多了。对于这部分上班族来说，只要适当把握酒量就好了。

躺着玩手机，健康危害大

有人把躺着玩手机的姿势与抽鸦片的姿势做比较，发现除了太相似之外，危害也都不小，这个比喻确实很恰当。随着信息时代的到来，上班族被称为"低头族""深夜手机党"。他们习惯在睡前躺在床上玩手机，刷微博、上微信、玩游戏，却不肯马上睡觉。虽然玩手机能带给我们很多乐趣，但是躺着玩手机危害的是健康。

（1）扰乱人体生物钟。在床上使用一个多小时的手机，会减少人体大概22%生成的褪黑激素总数。而一旦人体的褪黑激素受到了这种程度的抑制，人的生理周期也将受到影响，直接造成的影响就是让人始终处于浅睡眠状态，甚至大大缩短睡眠时间。也就是说，玩了一小时的手机后，你或许不得不再玩上三个小时，因为你已经睡不着了。

（2）损害面部皮肤，容易长痘。手机对人的辐射，就如同电脑辐射一样不可小觑。人在使用手机时跟面部距离很近，会对面部皮肤有一定的影响，导致皮肤容易长痘痘。

（3）手指麻木、僵硬。手机使用过量时，频繁按键，长期保持握持状态，会导致大拇指酸痛或手指出现麻木、肿胀、僵硬等不适症状。

（4）引起慢性劳损、颈椎病。脖子耷拉过度、身子不自然弯曲、颈部越来越前倾，这使得人体颈部胸锁乳头肌随之不断向前拉伸，长时间过后就会处于慢性充血状态，久而久之容易压迫椎动脉而诱发颈椎病，造成慢性劳损。

（5）导致视力下降。左右横躺着对双眼的压迫力最大，这样下去不出一个月就会造成眼睛视力偏差。另外，枕头对眼睛的压迫会造成供血不足，时间一长眼睛就会有膨胀感，出现短时性影像重叠，这个不是滴眼药水就能好的。

（6）造成颈椎反弓。正常人的颈椎存在生理弯曲，如果没有生理弯曲，甚至向相反的方向弯曲，则称为"反弓"。高枕可使头部前屈，增大下位颈椎的应力，有加速颈椎退变的可能。而卧高靠背玩手机等不良生活习惯，由于长时间牵拉着颈椎，也会导致其曲线前凸日渐减少、变直甚至反弓。

（7）致免疫力下降，智力降低。手机的辐射是比较大的，而人体内的血液是需要维持一个正负极电荷的平衡，屏幕的辐射会对这个平衡有细微的影响，虽然不大，但依然是有坏处的。时间长了会引起机体免疫力下降，出现疲惫、恶心等不良反应。另外，手机的信号接收辐射会影响人的脑部神经系统，时间长了会使智力降低。

如今手机的普及让上班族已经离不开它，吃饭、坐车、走路，无论在哪都能看到人们拿着手机在玩。所以，要完全戒掉手机是不可能的事，但却可以通过正确地使用手机来减少伤害，比如不躺着玩手机就是一个非常好的改变。

游戏到深夜，小心辐射伤害

上班族每天都要面对繁重的工作任务，忙碌的一天下来，急需通过一些娱乐活动来放松自己，有些上班族就选择玩游戏来减压。不过，游戏虽然很有效果，但却很难控制时间，一旦长时间高度集中注意力地玩游戏，就会起到相反的作用，使机体过度疲劳，带来以下一系列的健康问题。

（1）皮肤受损。一般来说，皮肤在22:00～23:00进入晚间保养状态。如果长时间熬夜玩游戏，人体内分泌和神经系统的正常循环就会失调，使皮肤出现干燥、弹性差、暗淡无光等问题；而内分泌失调会使皮肤，尤其是年轻上班族的皮肤出现暗疮、粉刺、黄褐斑、黑斑等问题。

（2）抵抗力下降。熬夜玩游戏对身体造成的多种损害中，最常见的就是人经常疲劳、精神不振，身体抵抗力随之下降。而对于抵抗力比较弱的上班族来说，感冒等呼吸道疾病、肠胃等消化道疾病也都会找上门来。

（3）记忆力下降。正常来说，人的交感神经应该是夜间休息，白天兴奋，来支持一天的工作和生活。而熬夜玩游戏时，交感神经是在夜晚兴奋，这样人在白天就会出现没精神、头昏脑涨、记忆力减退、注意力不集中、反应迟钝、健忘以及头晕、头痛等问题。时间长了，还会出现神经衰弱、失眠等问题。

（4）阴虚火旺。对于熬夜玩游戏的人来说，身体是在超负荷工作，因此容易出现功能紊乱，中医上称为阴虚火旺，也就是我们常说的上火。另外，熬夜玩游戏时人的生活往往不规律，因为熬夜，有的人会一边玩游戏一边吃东西，导致肠胃出毛病。

（5）视力下降。眼睛长时间盯着屏幕，容易出现疼痛、干涩、发胀等问题，甚至患上干眼症。眼肌的疲劳还会导致暂时性的视力下降。如果长期熬夜、劳累还可能诱发中心性浆液性视网膜炎，出现视力模糊，视野中心有黑影，视物变形、扭曲、缩小，视物颜色改变等问题；视力还可能出现骤降，最低可下降至0.1。

由此可见，经常熬夜玩游戏对身体的伤害是很大的。通过玩游戏来放松身心是一种很好的方法，但游戏容易上瘾，除了要做到适可而止之外，身体保养也是非常重要的。

首先，要增加营养的补充。熬夜上班族可以多吃一些营养丰富的食物，诸如牛奶、蛋类、瘦肉、豆制品等，吃些清淡可口、细软的饭菜，补充富含维生素A的食品，如动物的肝脏、蛋黄、鱼子等，多吃一些新鲜的水果和蔬菜。

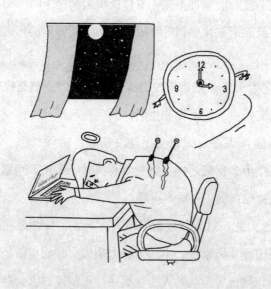

其次，白天适量地补觉。经常熬夜的上班族熬夜后应抓紧休息，不要夜以继日地连轴转。即使精力再充沛，也应及时补充睡眠。可以在午饭后安排午休，有利于恢复体力。

最后，多做运动。熬夜时如果感到精力不济或者犯困，最好适时休息，切勿勉强硬撑，不要靠咖啡、浓茶和香烟的刺激来保持清醒，因为咖啡因可刺激大脑分泌兴奋性物质，容易导致失眠，还会使血脂浓度升高，危害心血管健康。最好是做一些简单活动，如原地慢步走或做些弯腰、踢腿、转脖等活动四肢和头颈的体操。

纵欲有度，节制才是性福之道

孔子讲："饮食男女，人之大欲存焉。"告子也说："食色，性也。"性是自然的东西，包括食欲与性欲两个方面。人靠食物来维持生命，所以古人说"民以食为天"；另一方面是色，这里指男女之事，没有性行为，人类则无法繁衍。肾精是肾里的精华，是生命的动力。凡事有度，如果纵欲过度，肾精大量消耗，就会导致早衰或者早逝。

所以，上班族如果要想健康长寿，就必须把肾中的阳气潜藏好，才能持久地温养生气，这样生命才可长久。如果肾阳外泄，或者派作其他用场，那生气便得不到温养，阳气不足，则意味着身体内的动力不足，器官的功能会随之下降，进而导致多种疾病发生，直至缩短寿命。

因此，肾阳的潜藏和最少的消耗对于生命是至关重要的。有些高热的病人，持续高烧不退，却伴有脉微欲绝、小便清、大便溏等症，这属于真寒假热，体内大寒，将阳气赶至体表所致，中医称为"戴阳"。许多危重病人临终前会出现回光返照，这其实也是肾阳外越的一个征兆。

人身上，有肾阳来温养生气，可使生命得以延续。肾中的阳气，就像煤气罐中的气一样用完就没了。上班族们的性生活也是要消耗肾阳的，合理适度才能避免肾精的透支消耗，生命方能长久。那么，怎样节制才算合理呢？

孙思邈在《千金方》中提出的性生活节律是："二十岁，四日一度；三十岁，八日一度；四十岁，十六日一度；五十岁，二十一日一度；六十岁，闭精而一泄，但体力旺盛者可一月一度。"然而，现代的年轻上班族几乎是日日欢度。所以，根据自己的实际情况，有节制地过夫妻生活是非常必要的，而且按照"法于阴阳"的原则，春、夏次数可以多些，秋、冬次数要少一些，以避免肾精不必要的消耗。

另外，特别强调上班族不可"醉以入房"，在醉酒状态下，进行房中之事，肾精会不知不觉地过量消耗。作为上班族应酬越来越多，饮酒或醉酒的情况时有发生，这时清醒的一方为了对方的身体健康，最好不要"醉以入房"。

总之，按照《黄帝内经》上的说法，人只要做到"食饮有节，起居有常，不妄劳作"，就可以"故能形与神俱，而尽终其天年，度百岁乃去"。健康就在正确的生活方式和行为中，疾病就是生活中点点滴滴的错误积累。因此，上班族不能等疾病降临的时候才如梦方醒，健康一直掌握在自己的手中，要想获得健康，就从节欲开始吧！

上班族熬夜，当心眼睛失明

熬夜是上班族家常便饭的事，虽然熬夜的危害人人都懂，但上班族们依旧无法做到早早入睡。可能你不知道，当你"挑灯夜战"时，一种颇显"怪异"的眼病正悄然来袭，使你的视力突然下降。其实，这种眼病是一种视网膜的病变，它通常没有先兆，往往不期而至，尤其是在人较为疲劳时。

视网膜病变并不罕见，主要发生在20～45岁的中青年男性身上，医学上称为"特发性中心性浆液性脉络膜视网膜病变"。这种眼病目前的发病率很高，其中男性的发病率是女性的3～7倍，而且大部分人发病都是一只眼，经常病发在视力正常的人身上。

发病时，患者会觉得眼前一片模糊，特别是视野的中心区域好像有黑块，而周围则显得明亮。另外，患者眼中所见事物往往会出现变形，如把正的东西看成歪的，大的东西看成小的，小的东西看成大的。另外，这种眼病很容易反复发作。在患病后，过一段时间，它可能会自己痊愈，但当你以为没什么事后，它又会发作，如果不及时医治，反复多次，则可能造成视力的永久性损害。

人处于过度疲劳或紧张状态时最易发生，平时抽烟、喝酒及感冒等也是诱发因素。特别是当人通宵熬夜，感到非常疲劳或紧张时，人体中激素的分泌量就会增高，它作用于血管中的激素受体，容易引起血管的收缩或痉挛，使通过血管的血流量减少。而当人眼部的脉络小血管出现供血不足时，就会引起视网膜的色素上皮细胞本身所具有的屏障功能受损，无法阻止一些蛋白质、抗体等大分子物质渗透到视网膜中去，造成视网膜原有结构及环境的破坏，使视细胞不能正常发挥功能，进而导致视力突然下降。

上班族一旦患上这种眼病，通常只能通过激光手术来进行修复，所以平日里不要让自己总是处于疲劳状态。不过也有另一种情况，因为人的视网膜上有个对外界影像特别敏感的区域，也就是说人看东西时感觉最敏锐的地方，一旦出现病变的区域靠近这个中心凹太近，就不能进行手术了，只能用一些药物进行控制或调节，否则会出现视力的根本性损害。

如果没有及时治疗，病情特别严重时，就会发展成一种渗出性视网膜炎，也就是视网膜会长出新生血管，容易出血，在痊愈后会结成斑痕，严重影响视力。

所以，一旦患上这种眼病，应及时到医院进行治疗，否则反复发作后，病变会渐渐扩散，造成永久性的视力损伤。当然，应尽可能地保持身体的放松状态，不熬夜，这样才能最大限度降低发病的风险。

第三节　要想睡眠有质量，得用对方法

睡眠是天然的补药

俗话说："药补不如食补，食补不如神补。"古时养生学家把养心神、调情志作为养生、防病的良药。要养心神、调情志，睡眠是至关重要的，对于经常熬夜的上班族而言，睡眠就成了一种天然的补药。

现在很多都市上班族经常工作到深夜，有时甚至通宵达旦。长期如此便会引起生物钟紊乱，使睡眠没有规律，大脑中的"睡眠装置"遭到破坏，从而引起失眠。如果经常入睡困难、多梦、早醒，带来的后遗症就是疲劳、精神不振，从而导致免疫力下降，使得感冒、肠胃感染等失调症状找上门来。

所以，上班族要想获得健康，就必须依靠睡眠这个天然的补药。充足的睡眠是保证上班族第二天精力充沛的条件。如果长期睡眠不足，上班族的健康会受到很大的损害。这是因为在所有的休息方式中，睡眠称得上是最理想、最完整的方式。

养生学家常说，睡眠是大自然了不起的恢复剂，这个比喻是非常恰当的。人在经过一夜酣睡后，大多数人醒来时都会感到精神饱满、体力充沛，这正是睡眠的恢复功效。不过，你或许也会有这样的体会，当睡眠不足时，第二天就显得疲惫不堪、无精打采，感到头昏脑涨，工作效率低下。但只要经过一次良好的睡眠之后，这些情况就会随之消失。

也有人把睡眠比作给电池充电，是人体在"储备能量"。上班族经过一天的劳作后，身心俱疲，这个时候通过睡眠可以重新积聚起能量，把一天活动所消耗的能量补偿回来，为次日活动储备新的能量。

可见，一个良好的睡眠能消除全身疲劳，使脑神经、内分泌、体内物质代谢、心血管活动、消化功能、呼吸功能等得到休整，促使身体各个组织的生长发育，增强免疫功能，提高对疾病的抵抗力，所以有"睡眠是天然的补药"的说法。

上班族须谨记，睡眠不足危害大

我们知道，只有休息好了才有充沛的精力投入到工作。虽然睡眠是恢复体力的最有效方式，不过依旧有40％的上班族每天晚上12点以后才会入睡，41％的人每天睡眠时间不足7小时，这种熬夜的不良习惯对上班族的健康危害是巨大的。

（1）加速皮肤老化、易生皱纹。皮肤之所以柔润而有光泽，是依靠皮下组织的毛细血管来提供充足的营养。睡眠不足会引起皮肤毛细血管瘀滞，循环受阻，使得皮肤的细胞得不到充足的营养，影响皮肤的新陈代谢，加速皮肤老化，使皮肤颜色显得晦暗而苍白。尤其会使眼圈发黑，且易生皱纹。

（2）容易情绪异常。睡眠不足的人做什么都打不起精神，甚至会因为一点小事而大发脾气。这是因为缺乏睡眠引起大脑中枢神经细胞之间联系的神经递质和化学物质耗竭，从而影响人的情绪，出现抑郁、焦虑、悲伤等情绪问题。

（3）体力下降。缺乏足够的睡眠会使人体内一些酶的活性降低，比如胰岛素——控制血糖的酶。一项研究表明，如果每天减少4小时睡眠，一周后，会产生类似早期糖尿病的反应，还可能造成胰岛素抵抗和糖耐量受损。睡眠不足还会影响体内与肥胖有关的三种激素，导致食欲大增，从而增加脂肪的堆积。

（4）影响大脑的创造性思维。科研人员把24名试验者分成两组，让一组试验者一夜不睡眠，另一组正常睡眠，然后进行测验。结果一夜不睡眠组试验者的测验成绩大大低于正常睡眠组试验者的成绩。由此可见，人的大脑要思维清晰、反应灵敏，就要有充足的睡眠，如果长期睡眠不足，大脑得不到充分的休息，就会影响大脑的创造性思维和处理事物的能力。

（5）损害免疫系统。人体的免疫系统是健康的防线，睡眠是保证免疫系统正常的保障之一。成年人每天平均需要6～8小时睡眠，如果24小时不睡，人抵抗病毒、病菌的能力就会明显下降。虽然补充睡眠后免疫机能可以恢复，但之前可能已经对免疫系统造成了损害。

（6）引发身体疾病。经常睡眠不足，会使人心情焦虑，免疫力降低，由此会导致种种疾病发生，如神经衰弱、感冒、肠胃疾病等。

因此，我们要保证足够的睡眠时间。对于上班族来说，不要以为自己还年轻，少睡点儿觉没什么，要知道，睡眠是保证健康的大法宝。一般说来，不同年龄的人每天所需的睡眠是不同的，上班族每天睡7～8小时就足够了。不过，有的人虽然睡眠时间足够，但效果并不好，这是因为没有高质量的睡眠。所以，保证高质量的睡眠也很重要。

想睡得健康，入睡前别忘关灯

女孩子一般都比较胆小，有些女性上班族习惯在睡觉时开着灯，觉得这样睡才安全。其实，这只是一种心理上的安慰，虽然可以让你减少恐惧感，但形成长时间对灯光的依赖，对健康是大为不利的。

夜间进入睡眠状态时，人的大脑会分泌出褪黑色素，这种色素在深夜11点至次日凌晨分泌最为旺盛，天亮之后便会停止。褪黑色素的分泌可以抑制人体交感神经的兴奋性，使血压下降，心跳速度减慢，心脏得到休息，增强机体的免疫力，消除疲劳，甚至还可以起到杀死癌细胞的作用。而睡觉时开灯会抑制人体褪黑色素的分泌，不仅影响睡眠质量，还会影响人体的免疫力，甚至导致癌症的发生。

另外，从中医的角度来说，人体在睡眠时是处在一个修补的状态中，令我们的身心都达到最佳的状态。也就是说，人类需要白天和夜晚，这样身体才能够达到阴阳平衡的最佳状态。开灯睡觉会让我们体内的经气出现紊乱，所以人容易出现疲劳的感觉。晚上开灯睡觉的危害轻则引起神经衰弱、失眠，严重则会引发内分泌功能紊乱、癌症等。

女性如果长期处在灯光之下，患有乳腺癌的概率就会成倍地增长，同时男性患前列腺癌的风险也会增高。突然开光线很强的灯危害会更大。早在2007年，世界卫生组织就将夜班归类为健康风险类别。

不过，女性们也不必太担心，可以根据自己对黑暗的恐惧程度，建立恐惧等级表，然后按照从轻到重的顺序，依次进行系统脱敏训练，不断强化，直到能关灯睡眠为止。比如一个人不敢关灯睡觉，可以先由数人一起关灯谈话，然后到数人一起关灯静坐，再到二人一起关灯睡眠，再到一人关灯静坐，最后一人关灯睡觉。

你还在为失眠找原因吗

上班族经过一天劳累的工作之后，本想着能好好睡一觉，可是失眠却让这一切化为泡影。其实，一直以来，失眠都是上班族们的常客，诱发的原因有很多，大致可归纳如下：

（1）压力过大。现代生活节奏加快，工作压力重，许多中青年上班族，尤其是高校青年教师、都市白领等都面临着巨大的压力，导致心理负担重，影响睡眠的质量和时间。

（2）紊乱的生物钟规律。比如夜班轮值的工作，或出国旅游穿梭不同纬度等，有时极度兴奋，喜极而泣也会睡不着，但通常是短暂的。

（3）受到重大事件的打击。如亲人离世、夫妻离异、失业、公司倒闭、股票起落等，造成情绪不稳定、失落、惊慌，久久不能平静，导致夜夜难眠，但通常一两个月就会恢复，是短期的失眠，但少数也会演变成慢性失眠。

（4）原发性失眠。此类患者并无特殊内科疾病或精神疾病，通常是先天操心型的人，容易紧张、焦虑，平时有时候睡眠品质也不好，遇到重大压力、精神负荷增大时，就更睡不着了。久而久之，就成了慢性失眠，即使压力消失了，香醇的睡眠也不再复得。

（5）精神疾病。比如抑郁症患者常伴有失眠，特点是清晨两三点醒来，再也难入睡。狂躁症患者晚上根本不想睡觉，精力无穷，半夜打电话找朋友聊天，活力无限，不断地往外跑，有时幻听，与神鬼沟通，无法安静入睡。其他广泛性焦虑症、恐惧症、精神分裂症患者也都可能时常睡不着。

（6）药物作用。如美固醇，有些人服少量会失眠，服大量则会精神异常；气喘药，如支气管扩张剂会使心跳加快，兴奋神经而睡不着。

（7）刺激性饮料。刺激性饮料会扰乱正常睡眠，至于酒精，开始喝酒时，可促进睡眠，但长期喝酒，就像吃安眠药一样会上瘾，久了会影响正常睡眠，且酒精会快速代谢，使其安眠作用于下半夜消失，又有头痛、流汗等不良副作用，使病人更痛苦。

或许你还在为失眠找原因，以上这些因素总有一种是属于你的。失眠后仔细分析原因，找对医师，吃对药，才能轻松地解决问题，否则一味地使用安眠药只会加重病情。

衣、食、住、行影响睡眠质量

如今，睡眠不足是普遍存在的一个问题，尤其是上班族存在睡眠障碍的比例几乎占了45%。除了不懂得如何科学睡眠的因素之外，对睡眠需要的其他配套措施也没有清醒的认识。如何才能睡得安稳呢？养生专家指出，科学合理的"衣食住行"非常重要。

衣：睡时穿宽松衣服，忌光着膀子

很多上班族在炎热的夏季，喜欢光着膀子睡觉，以为这样最凉快。然而，专家认为这样的做法是不可取的。当气温升高到28～30℃时，人体皮肤的水分蒸发加快，并随着气温的升高而增加。当气温高于皮肤温度时，人就会从外界环境中吸收热量，而光着膀子睡觉会使皮肤吸收的热量更多，而皮肤排出的汗水也会迅速流失掉，起不到通过汗液散热的作用。

睡觉时穿上睡衣就不一样了，睡衣可以很好地吸汗，同时还可以防止受凉，因为肚子一旦受凉就会引起腹泻。所以，睡衣最好选择轻薄、柔软、全棉质的，以利于吸收皮肤上的汗液，减少对皮肤的刺激。颜色要选淡雅的，有利于安目宁神，款式宽松的较好，因为紧束着胸、腹、背部等部位睡觉，有时会做噩梦。

食：晚饭不要吃得过饱，且要清淡

上班族的夜生活大多比较丰富，参加聚会、泡酒吧，吃饱喝足倒头就睡的人很多。不要以为这样很风光，其实，这极易导致晚上睡不好觉，甚至失眠。因为丰盛、油腻的晚餐，会增加肠胃负担，造成"胃不和则卧不安"。所以，晚餐要吃得少一点儿、清淡一点儿。比如辣椒、大蒜及生洋葱等辛辣的食物，就很容易造成胃灼热和消化不良的情况，从而影响睡眠。

另外，要想睡个好觉，还应远离咖啡、可乐和浓茶等含咖啡因的饮料或食物，因为咖啡因会刺激神经系统，使人精力充沛而无法入眠。

此外，可以吃些能够增进睡眠的食物，如牛奶、蜂蜜、大枣、核桃和全麦面包等。

住：营造舒适环境，忌直吹凉风

夏季，很多上班族非常怕热，所以在睡觉时整夜开着空调，或者整夜对着风扇吹。这对身体也是有害的，因为人在入睡后肌肉松弛、毛细血管扩张、汗孔张大，如果保暖不当，体质虚弱的上班族会很容易患感冒、关节炎、面瘫等疾病。

俗话说："夏夜避风如避箭"，所以睡眠时不要让电扇或空调直吹。如果太热，可以让电扇吹墙，空调温度最好定在20℃左右。如果想睡个好觉，室内湿度也不可忽视，可以好好地利用空调除湿功能。

另外，营造舒适的家居环境对睡眠也很重要。夏日除了选择使用亚麻凉席、草席、竹席外，还可以把卧室里暖色调的窗帘、床单等换成淡雅的色调，从而营造出一个清凉的环境。

行：睡前尽量少运动

一定的运动有助于缓解白天的紧张和压力，可使身体放松，延长深度睡眠的时间，经常运动的人比不运动的人有更长的深睡眠时间。

但需要注意的是，晚上九点后最好不要做运动，因为运动会提高人体的体温，促进肾上腺素的分泌，使人精神振奋，难以入睡。上班族最好是吃过晚饭后散步半小时，这样的运动量既可以促进消化，又不至于影响睡眠。

还给自己一个健康的睡眠

对于许多上班族而言，要想获得一个好睡眠并不是一件十分容易的事情。由于上班族整日忙于工作，根本没有过多的时间去关注自己的睡眠问题，以至于天天陷入失眠的深渊。其实，只要你关注以下健康睡眠六法，就能还你一个安稳的睡眠。

（1）按时起居。保持你生物钟的同步性，无论睡的时间多长或是多短，都要保持每日在同一时间起床。尤其是要避免周五和周日晚到次日凌晨才睡觉，这容易使你患上"周日失眠症"。不规律的作息是影响睡眠的障碍之一。即便是节假日打破了日常生活的规律，也应尽早调整作息时间。

（2）定时运动。运动可通过缓解白天所累积的紧张，并使得身心放松而增进睡眠质量。运动还能产生疲劳感，消耗身体能量，有助于入睡。但也不可过度疲劳，每周运动三次，每次半小时的散步、游泳都有助于健康的睡眠。

（3）睡前不要太饱或太饿。晚餐吃得太饱会让你的消化系统超时工作，虽然你感到很困，却极可能因为胃不舒服而彻夜难眠。同样的，如果你在饥饿时上床，咕咕叫着的胃像其他身体不适一样会整夜妨碍你安静下来，难以入睡。

（4）睡前戒烟。研究表明，重度吸烟者难眠、易醒，少有深度睡眠。因为残存的尼古丁可在吸最后一口后2～3小时内失去作用。所以，对于吸烟的上班族来说，改变吸烟习惯对改善睡眠非常有利。比如，一天两包烟的吸烟者如果戒烟，其辗转难眠的时间会减少一半。

（5）入睡前抛开一切计划。不要躺在床上思考当日所做的事情或明日应做的事情，这些事情最好是在上床前处理完。或者你可以列出清单，这样你就不用因为时时提醒自己该做的事而影响睡眠。

（6）建立"睡眠仪式"。在你入睡前，抛开清醒时的一切烦恼。"睡眠仪式"可依据个人喜好或繁或简，可始于轻轻地舒展身体来松弛肌肉或冲个热水澡，或是听听音乐也可以。不管你选择哪种方式，请记住每晚做同一件事，直到它成为你入睡的例行仪式。

睡不着，很多时候是自己为难自己。比如以上这几条，大多是因为图一时快乐，在接下来该睡觉的时候来承受后果。所以，上班族是否能够睡一个安稳觉，完全在于自己。

附录 APPENDIX

上班族压力自我测试

我们知道，上班族的工作压力大，但究竟有多大？你的压力是不是在正常范围内？以下的测试题可以帮助你对自己的压力进行一定的了解。现在就请你回想一下自己在过去的一个月里是否出现过以下情况：

（1）经常觉得时间不够用，时刻争分夺秒，走路和说话的速度加快，就连吃饭也不得不狼吞虎咽，感觉自己就像上了发条一般。

（2）经常觉得手头上的工作太多，不管怎么努力还是做不完，以至于自己忙得焦头烂额，疲惫不堪。

（3）经常觉得自己没有时间去娱乐，每天总想着工作。

（4）在工作上，很在意别人对自己的评价和议论。

（5）对于繁杂的工作，不能件件都做得完美。

（6）总是觉得老板和家人都不欣赏自己。

（7）在人际关系的处理上显得很糟糕，与家人、朋友、同事相处得都不融洽、不和睦，自己经常莫名地生气。

（8）遇到困难时不能冷静地对待，很爱发脾气。

（9）总是担心自己的经济状况。

（10）最近有头痛、胃痛、背痛的毛病。

（11）在日常生活中遇到问题时很难平静下来，需要借助烟、酒、药物、零食等来抑制内心的不安情绪。

（12）到了晚上难以入睡，总是需要借助药物才能入睡。

（13）躺在床上总是辗转反侧，想起很多事情，难以入睡。

（14）哪怕是周末出去轻松一下，也会觉得很浪费时间，很内疚。

（15）做事的时候草率、任性，而事后又感到内疚和不安。

（16）在与人交谈时，喜欢打断对方的话题。

得分说明：根据自己的情况，对以上问题做出回答，"从未"得0分，"偶尔"得1分，"经常"得2分。

测试结果：得分0～10分，说明你的精神压力程度比较低，但可能你的生活缺乏乐趣，比较简单沉闷，个人做事的动力还不足；得分11～15分，说明你的精神压力处于中等程度，虽然某些时候感觉到有一定压力，但你完全能够应付得了；得16分以上，说明你的精神压力比较大，此时你应该寻找压力的来源并寻求解决的方法。

上班族亚健康的症状和预防

亚健康是上班族普遍存在的问题，处理得当可向健康转化，处理不当则可能导致疾病的发生。对于"亚健康"的上班族来说，最重要的是早发现、早治疗。《黄帝内经》说："圣人不治已病治未病，夫病已成而后药之，乱已成而后治之，譬犹渴而穿井，斗而铸兵，不亦晚乎？"由此可见，未雨绸缪、防患未然的重要性。那么，上班族存在哪些亚健康症状？又该采取哪些措施呢？

（1）失眠。

症状：入睡困难、不能熟睡、睡眠时间减少、早醒、无精打采、反应迟缓、头痛等。

预防措施：生活有规律，定时上床，晚餐不宜过饱，睡前不饮茶和咖啡等刺激性饮料；参加气功、太极拳等运动，提高神经的调节能力。

（2）疲劳。

症状：无力、失眠、难以集中精神、记忆力差、关节痛、淋巴结肿大等。

预防措施：每隔一个小时活动一下。可以做简单的保健操，也可以随便活动活动筋骨，或者多食用碱性食物。

（3）焦虑症。

症状：没有自信心、自怨自艾、消极、焦虑不安、易怒等。

预防措施：树立战胜疾病的信心，调节情绪和自我控制，增强心理防御能力；培养广泛的兴趣和爱好。

（4）抑郁症。

症状：沉默寡言，工作力不从心，心烦意乱，常有消极悲观的念头，重者轻生厌世。

预防措施：增强自信，加强体育锻炼多食用具有良好镇静安神效果的食物，如芹菜。

（5）神经症。

症状：焦虑、恐惧，强迫、抑郁、癔症性症状等。

预防措施：正视现实，建立自信心，多进行户外运动，保持充实的生活。

（6）急躁症。

症状：有极度的焦虑、紧张、颓丧、惧怕、怯懦、嫉妒和憎恨的情绪。

预防措施：转移注意力，做做深呼吸，向朋友倾诉，听听音乐，出去走走，晒晒太阳，听听鸟叫的声音，看看美丽的自然风景。

（7）沮丧。

症状：有沮丧、困惑、恐惧、气愤和挫折的心理，精神颓废，身体衰弱等。

预防措施：多运动保持身体健康，学会乐观，多看事情的正面，培养各种兴趣爱好，多与人交流。

（8）头痛。

症状：头晕、头涨、恶心、眼痛、疲劳、焦虑等。

预防措施：保持乐观向上的精神面貌；日常生活要规律，经常参加文体活动；在药物治疗方面，应咨询医生，服用一些镇静剂等。

（9）节日综合征。

症状：不想上班，抑郁、焦急、忧伤、失落甚至心悸、失眠等。

预防措施：学会进行积极的自我调适，适当变换环境，使心理宁静，合理安排生活，培养多种兴趣，注意及时休息，及时补充体能。

（10）颈肩腰腿痛。

症状：颈、肩、腰、腿部位疼痛，活动受阻，还可导致遗忘、记忆力减退、消化不良、心慌等。

预防措施：保证睡眠，充分休息，放松心情，常做自我按摩，多参加体育锻炼，科学安排饮食。